影像解剖学系列图谱

总主编 刘树伟 林祥涛

Atlas of Imaging Anatomy: **Pelvis and Perineum**

# 盆部与会阴影像解剖图谱

主 编 林祥涛 陶国伟

U0363078

◎山东科学技术出版社

图书在版编目（CIP）数据

盆部与会阴影像解剖图谱 / 林祥涛，陶国伟主编 .
—济南：山东科学技术出版社，2020.1
（影像解剖学系列图谱 / 刘树伟，林祥涛总主编）
ISBN 978-7-5331-8904-4

Ⅰ.①盆… Ⅱ.①林… ②陶… Ⅲ.①骨盆－骨疾
病－影象诊断－人体解剖学－图谱②会阴－妇产科
病－影象诊断－人体解剖学－图谱 Ⅳ.① R681.604-
64 ② R711.404-64

中国版本图书馆 CIP 数据核字（2018）第 141975 号

## 盆部与会阴影像解剖图谱
PENBU YU HUIYIN YINGXIANG JIEPOU TUPU

责任编辑：徐日强

装帧设计：孙　佳

主管单位：山东出版传媒股份有限公司
出 版 者：山东科学技术出版社
　　　　　地址：济南市市中区英雄山路 189 号
　　　　　邮编：250002　电话：（0531）82098088
　　　　　网址：www.lkj.com.cn
　　　　　电子邮件：sdkj@sdcbcm.com
发 行 者：山东科学技术出版社
　　　　　地址：济南市市中区英雄山路 189 号
　　　　　邮编：250002　电话：（0531）82098071
印 刷 者：山东彩峰印刷股份有限公司
　　　　　地址：潍坊市福寿西街 99 号
　　　　　邮编：261031　电话：（0536）8216157

规格：32 开（125mm×190mm）
印张：4.5　字数：90 千　印数：1~3000
版次：2020 年 1 月第 1 版　2020 年 1 月第 1 次印刷
定价：18.00 元

总主编　刘树伟　林祥涛

主　编　林祥涛　陶国伟

编　者（以姓名笔画为序）

王　音（山东大学齐鲁医院）

刘树伟（山东大学齐鲁医学院）

肖连祥（山东省医学影像学研究所）

吴　勇（山东大学齐鲁医院）

林祥涛（山东省立医院）

赵　慧（山东大学齐鲁医学院）

陶国伟（山东大学齐鲁医院）

董金叶（山东大学齐鲁医学院）

# 总 前 言

超声、CT 和 MRI 等现代断层影像技术发展迅速，已成为当今临床诊治疾病的必备工具。不仅影像科医师要正确地阅读超声、CT 和 MR 图像，而且临床各科医师均要娴熟地应用断层影像技术诊治疾病。影像解剖学是正确识别疾病超声、CT 和 MR 图像的基础，是介入及手术治疗疾病的向导。因此，只有掌握了影像解剖学，才能准确判读和应用超声、CT 和 MR 图像。1993 年以来，在中国解剖学会断层影像解剖学分会领导下，山东大学齐鲁医学院断层影像解剖学研究中心共举办了 25 届全国断层影像解剖学及其临床应用学习班，报名参加者络绎不绝。这充分说明了断层影像解剖学的重要性，我们也深深感到自己责任的重大。在长期的教学过程中，教师和学员均感到编写一套以活体超声、CT 和 MR 图像为基础的"影像解剖学系列图谱"的重要性和必要性。为此，我们组织山东大学从事断层影像解剖学研究和教学的有关人员，编写了这套"影像解剖学系列图谱"，以期能满足临床各科医师学习正常超声、CT 和 MR 图像的需求。

为适应不同临床学科医师学习影像解剖学的专业需求，本套"影像解剖学系列图谱"分成了 6 个分册，包括《颅

1

脑影像解剖图谱》《头颈部影像解剖图谱》《胸部影像解剖图谱》《腹部影像解剖图谱》《盆部与会阴影像解剖图谱》和《脊柱与四肢影像解剖图谱》。在编写过程中，根据临床实际要求和方便读者阅读的原则，本套图谱追求以下特色：（1）系统性，从临床应用角度，全面系统地介绍人体各部位的正常超声、CT和MR图像；（2）连续性，以健康中青年志愿者连续断层图像介绍人体各部的连续横断层、矢状断层和冠状断层解剖；（3）先进性，利用当今临床上最新的设备制作超声、CT和MR图像，并吸纳了国内外断层影像解剖学的最新研究成果；（4）实用性，以解剖部位划分分册，版本采用小开本以方便读者随身携带，在图像选择和结构标注上以临床常用者为主；（5）可扩展性，每部分册末均附有一定数量的推荐读物，供欲进一步详细阅读者参考，使本套图谱具有一定的扩展性。

本套图谱的解剖学名词主要参照全国科学技术名词审定委员会公布的《人体解剖学名词（第二版）》（科学出版社2014年出版）。当《人体解剖学名词（第二版）》与临床习惯叫法不同时，则采用临床常用者。

本套图谱主要以临床各学科医师为主要读者对象，亦可供解剖学教师、临床医学和基础医学各专业硕士与博士研究生参考。

由于作者水平所限，书中疏漏甚至错误之处在所难免。恳请读者不吝赐教，以便再版时更正。

刘树伟　林祥涛

2019年11月于济南

# 前　言

　　医学影像是近年来发展最快的专业之一，无 X 线辐射的超声成像及 MR 成像，已成为胎儿发育、产前准备、肿瘤手术及放化疗前后评估最重要的检查方法之一。随着影像检查技术的广泛应用，断层影像解剖学图谱成为相关专业医师学习、应用的必备工具书。

　　目前出版的断层影像解剖学教材及图谱，侧重于全身连续断层成像，或配有系统的理论说明，篇幅及内容较多，为系统学习和研究提供了坚实基础。但在临床诊疗工作中，医师也非常需要一本与本专业相关的简明、便携、实用的小册子。基于此，我们在总结编写 2006 年版《人体断层解剖学》基础上，结合临床实际工作需要，学习、借鉴其他优秀图书成果，编写了这本袖珍版《盆部与会阴影像解剖图谱》，主要供影像科、妇产科、泌尿外科及肿瘤科医师学习使用。

　　本书精选了 126 幅有代表意义层面的图像，对重点和标志性结构行中英文标注，按 CT、MR、超声成像排序，共 10 章。第一、二章分别为男性及女性盆部与会阴 CT 图像，第三至五章为男性盆部与会阴 MR 图像，第六至八章为女性盆部与会阴 MR 图像，第九、十章分别为男性及女性盆部超声图像。MR 图像采用 $T_1WI$ 及 $T_2WI$ 图像：$T_1WI$ 清晰显示骨骼及肌肉结构，$T_2WI$ 清晰显示前列腺带区、子宫壁三层结构及卵巢等结构。CT 图像采用强化扫描成像，目的是更清晰地显示血管。

本册图谱 CT 及 MR 图像均采集于山东省医学影像学研究所，超声图像采集于山东大学齐鲁医院。所用设备及参数如下：

MR 成像仪为德国 Siemens 公司生产的 Skyra 3.0T 超导磁共振成像系统，扫描序列及参数：$T_1WI$, TR 600.0ms，TE 10.0ms，TA 05.24s，SL 4.5/0.9mm，FoV 330×330mm；TSE $T_2WI$, TR 9193.3ms，TE 107.0ms，TA 04.45s，SL 4.5/0.9mm，FoV，330×330mm。

CT 成像仪为德国 Sensation cardiac 64 排螺旋 CT，扫描参数：Eff.mAS 200，KV 120，Scan time 6.61s，Slice 5.0mm，Acq 64×0.6mm，Pitch 0.9，FoV 380mm，MPR SL 10mm。

超声成像仪是 PHILIPS iE22。腹部探头 C5-1V，频率范围 1~5MHz；腔内探头 C10-3V，频率范围 3~10MHz。

本书各位作者对图谱编写倾力而为，一丝不苟，很多层面取自自身图像，并且山东大学齐鲁医学院断层影像解剖学研究中心、山东省医学影像学研究所及山东大学齐鲁医院的一些老师、同学为本书付出了劳动和提供了支持，在此一并致谢！

尽管如此,限于作者水平及经验不足,本书在图像获取、图像处理及内容标注等方面一定有诸多不足甚至错误之处,真诚希望广大读者谅解并提出宝贵意见,我们会不断改进、修正,以使之成为受读者欢迎的一本参考工具书。

林祥涛　陶国伟

2019 年 11 月

# 目　录

# 第一章 男性盆部与会阴 CT 图像

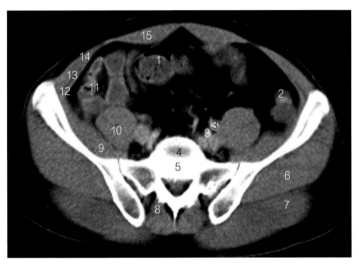

**图 1-1 经第 5 腰椎间盘的横断层 CT 图像**

1 横结肠 transverse colon  2 乙状结肠 sigmoid colon

3 左髂内、外动脉 left internal and external iliac artery

4 第 5 腰椎间盘 5th lumbar intervertebral disc

5 第 1 骶椎椎体 1st sacral vertebral body  6 臀中肌 gluteus medius

7 臀大肌 gluteus maximus  8 竖脊肌 erector spinae

9 髂肌 iliacus  10 腰大肌 psoas major

11 盲肠 cecum  12 腹横肌 transversus abdominis

13 腹内斜肌 obliquus internus abdominis

14 腹外斜肌 obliquus externus abdominis  15 腹直肌 rectus abdominis

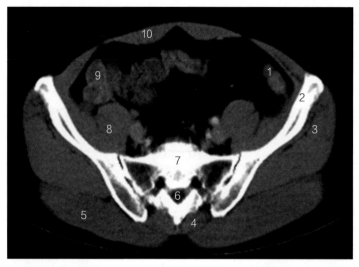

**图 1-2　经第 1 骶椎的横断层 CT 图像**

| 1 | 乙状结肠 sigmoid colon | 2 | 髂骨翼 ala of ilium |
| 3 | 臀中肌 gluteus medius | 4 | 竖脊肌 erector spinae |
| 5 | 臀大肌 gluteus maximus | 6 | 骶管 sacral canal |
| 7 | 第 1 骶椎椎体 1st sacral vertebral body | 8 | 髂腰肌 iliopsoas |
| 9 | 盲肠 cecum | 10 | 腹直肌 rectus abdominis |

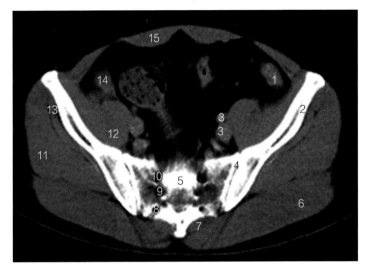

**图 1-3　经第 2 骶椎的横断层 CT 图像**

1　乙状结肠 sigmoid colon　　　　　2　髂骨翼 ala of ilium

3　左髂外动、静脉 left external iliac artery and vein

4　骶髂关节 sacroiliac joint

5　第 2 骶椎椎体 2nd sacral vertebral body

6　臀大肌 gluteus maximus　　　　　7　竖脊肌 erector spinae

8　第 3 骶神经 3rd sacral nerve　　　 9　第 2 骶神经 2nd sacral nerve

10　第 1 骶神经 1st sacral nerve　　　11　臀中肌 gluteus medius

12　髂腰肌 iliopsoas　　　　　　　　13　臀小肌 gluteus minimus

14　盲肠 cecum　　　　　　　　　　15　腹直肌 rectus abdominis

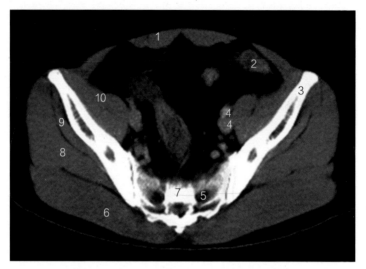

**图 1-4　经第 3 骶椎上份的横断层 CT 图像**

1　腹直肌 rectus abdominis

2　乙状结肠 sigmoid colon

3　髂骨翼 ala of ilium

4　髂外动、静脉 external iliac artery and vein

5　第 3 骶神经 3rd sacral nerve

6　臀大肌 gluteus maximus

7　第 3 骶椎椎体 3rd sacral vertebral body

8　臀中肌 gluteus medius

9　臀小肌 gluteus minimus

10　髂腰肌 iliopsoas

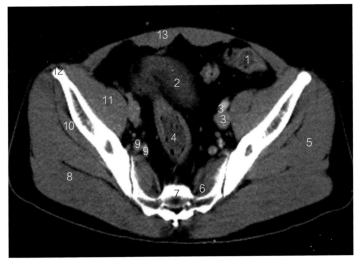

图 1-5 经第 3 骶椎下份的横断层 CT 图像

| | | | |
|---|---|---|---|
| 1 | 乙状结肠 sigmoid colon | 2 | 膀胱 urinary bladder |
| 3 | 髂外动、静脉 external iliac artery and vein | 4 | 乙状结肠 sigmoid colon |
| 5 | 臀中肌 gluteus medius | 6 | 梨状肌 piriformis |
| 7 | 第 3 骶椎椎体 3rd sacral vertebral body | 8 | 臀大肌 gluteus maximus |
| 9 | 髂内动、静脉 internal iliac artery and vein | 10 | 臀小肌 gluteus minimus |
| 11 | 髂腰肌 iliopsoas | 12 | 髂骨翼 ala of ilium |
| 13 | 腹直肌 rectus abdominis | | |

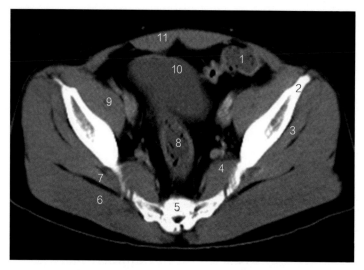

**图 1-6　经第 4 骶椎上份的横断层 CT 图像**

1　乙状结肠 sigmoid colon
2　髂骨翼 ala of ilium
3　臀小肌 gluteus minimus
4　梨状肌 piriformis
5　第 4 骶椎椎体 4th sacral vertebral body
6　臀大肌 gluteus maximus
7　臀中肌 gluteus medius
8　直肠 rectum
9　髂腰肌 iliopsoas
10　膀胱 urinary bladder
11　腹直肌 rectus abdominis

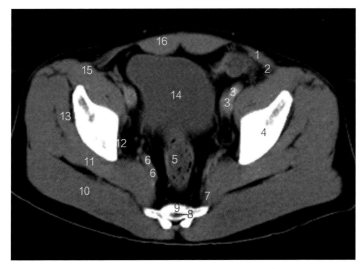

图 1-7 经第 4 骶椎下份的横断层 CT 图像

1 腹内斜肌 obliquus internus abdominis

2 腹横肌 transversus abdominis

3 左髂外动、静脉 left external iliac artery and vein

4 髂骨 ilium  5 直肠 rectum

6 臀下动、静脉 inferior gluteal artery and vein

7 梨状肌 piriformis

8 第 4 骶椎间盘 4th sacral intervertebral disc

9 第 4 骶椎椎体 4th sacral vertebral body

10 臀大肌 gluteus maximus  11 臀中肌 gluteus medius

12 闭孔内肌 obturator internus  13 臀小肌 gluteus minimus

14 膀胱 urinary bladder  15 髂腰肌 iliopsoas

16 腹直肌 rectus abdominis

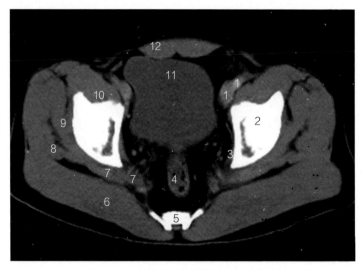

**图 1-8  经第 5 骶椎的横断层 CT 图像**

| | | | |
|---|---|---|---|
| 1 | 髂外动、静脉 external iliac artery and vein | 2 | 髋臼 acetabulum |
| 3 | 闭孔内肌 obturator internus | 4 | 直肠 rectum |
| 5 | 第 5 骶椎椎体 5th sacral vertebral body | 6 | 臀大肌 gluteus maximus |
| 7 | 梨状肌 piriformis | 8 | 臀中肌 gluteus medius |
| 9 | 臀小肌 gluteus minimus | 10 | 髂腰肌 iliopsoas |
| 11 | 膀胱 urinary bladder | 12 | 腹直肌 rectus abdominis |

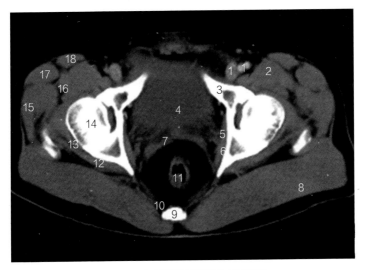

**图 1-9 经尾骨的横断层 CT 图像**

| | |
|---|---|
| 1　股动、静脉 femoral artery and vein | 2　髂腰肌 iliopsoas |
| 3　耻骨体 body of pubic | 4　膀胱 urinary bladder |
| 5　闭孔内肌 obturator internus | 6　坐骨体 body of ischium |
| 7　输精管壶腹 ampulla ductus deferentis | 8　臀大肌 gluteus maximus |
| 9　尾骨 coccyx | 10　尾骨肌 coccygeus |
| 11　直肠 rectum | 12　上孖肌 gemellus superior |
| 13　臀小肌 gluteus minimus | 14　股骨头 head of femur |
| 15　臀中肌 gluteus medius | 16　股直肌 rectus femoris |
| 17　阔筋膜张肌 tensor fasciae latae | 18　缝匠肌 sartorius |

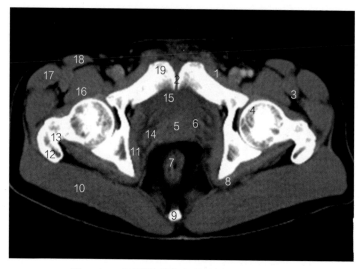

图 1-10  经耻骨联合上份的横断层 CT 图像

| | |
|---|---|
| 1 耻骨肌 pectineus | 2 耻骨联合 pubic symphysis |
| 3 股直肌 rectus femoris | 4 股骨头 femoral head |
| 5 前列腺 prostate | 6 精囊 seminal vesicle |
| 7 直肠 rectum | 8 闭孔内肌肌腱 obturator internus tendon |
| 9 尾骨 coccyx | 10 臀大肌 gluteus maximus |
| 11 闭孔内肌 obturator internus | 12 股骨大转子 greater trochanter |
| 13 股骨颈 neck of femur | 14 前列腺静脉丛 prostatic venousplexus |
| 15 膀胱 urinary bladder | 16 髂腰肌 iliopsoas |
| 17 阔筋膜张肌 tensor fasciae latae | 18 缝匠肌 sartorius |
| 19 耻骨上支 superior ramus of pubis | |

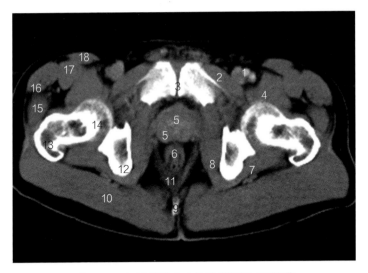

**图 1-11　经耻骨联合中份的横断层 CT 图像**

1　股动、静脉 femoral artery and vein　　2　耻骨肌 pectineus

3　耻骨联合 pubic symphysis　　4　髂腰肌 iliopsoas

5　前列腺外周带及中央区 peripheral zone of prostate and central zone of prostate

6　直肠 rectum　　7　下孖肌 gemellus inferior

8　闭孔内肌 obturator internus　　9　尾骨 coccyx

10　臀大肌 gluteus maximus　　11　肛提肌 levator ani

12　坐骨结节 ischial tuberosity　　13　股骨大转子 greater trochanter

14　股骨头 head of femoral　　15　臀中肌 gluteus medius

16　阔筋膜张肌 tensor fasciae latae　　17　股直肌 rectus femoris

18　缝匠肌　sartorius

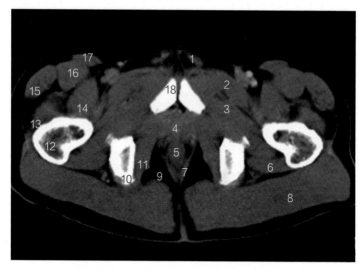

**图 1-12　经耻骨联合下份的横断层 CT 图像**

| | |
|---|---|
| 1　精索 spermatic cord | 2　耻骨肌 pectineus |
| 3　闭孔外肌 obturator externus | 4　前列腺 prostate |
| 5　肛管 anal canal | 6　股方肌 guadratrs femoris |
| 7　肛提肌 levator ani | 8　臀大肌 gluteus maximus |
| 9　坐骨肛门窝 ischioanal fossa | 10　坐骨结节 ischial tuberosity |
| 11　闭孔内肌 obturator internus | 12　股骨大转子 greater trochanter |
| 13　股外侧肌 vastus lateralis | 14　髂腰肌 iliopsoas |
| 15　阔筋膜张肌 tensor fasciae latae | 16　股直肌 rectus femoris |
| 17　缝匠肌 sartorius | 18　耻骨下支 inferior ramus of pubis |

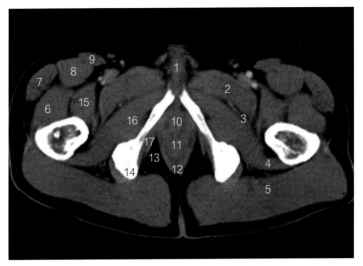

**图 1-13　经耻骨联合下缘的横断层 CT 图像**

| | | | |
|---|---|---|---|
| 1 | 阴茎海绵体 cavernous body of penis | 2 | 耻骨肌 pectineus |
| 3 | 短收肌 adductor brevis | 4 | 股方肌 guadratrs femoris |
| 5 | 臀大肌 gluteus maximus | 6 | 股外侧肌 vastus lateralis |
| 7 | 阔筋膜张肌 tensor fasciae latae | 8 | 股直肌 rectus femoris |
| 9 | 缝匠肌 sartorius | 10 | 尿道球 bulb of urethra |
| 11 | 肛管 anal canal | 12 | 肛提肌 levator ani |
| 13 | 坐骨肛门窝 ischioanal fossa | 14 | 坐骨结节 ischial tuberosity |
| 15 | 髂腰肌 iliopsoas | 16 | 闭孔外肌 obturator externus |
| 17 | 闭孔内肌 obturator internus | | | |

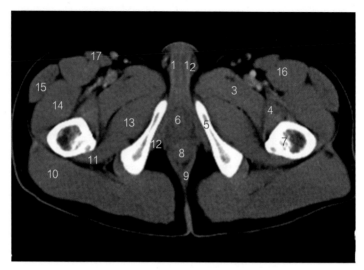

**图 1-14　经耻骨下支的横断层 CT 图像**

| | | | |
|---|---|---|---|
| 1 | 阴茎海绵体 cavernous body of penis | 2 | 精索 spermatic cord |
| 3 | 耻骨肌 pectineus | 4 | 髂腰肌 iliopsoas |
| 5 | 耻骨下支 inferior ramus of pubis | 6 | 尿道球 bulb of urethra |
| 7 | 股骨 femur | 8 | 肛管 anal canal |
| 9 | 肛提肌 levator ani | 10 | 臀大肌 gluteus maximus |
| 11 | 股方肌 guadratrs femoris | 12 | 闭孔内肌 obturator internus |
| 13 | 闭孔外肌 obturator externus | 14 | 股外侧肌 vastus lateralis |
| 15 | 阔筋膜张肌 tensor fasciae latae | 16 | 股直肌 rectus femoris |
| 17 | 缝匠肌 sartorius | | |

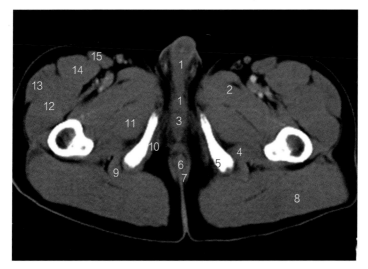

**图 1–15  经坐骨支的横断层 CT 图像**

1  阴茎海绵体 cavernous body of penis

2  耻骨肌 pectineus

3  尿道球 bulb of urethra

4  股方肌 quadratus femoris

5  坐骨支 ischial tuberosity

6  肛管 anal canal

7  肛门外括约肌 sphincter ani externus

8  臀大肌 gluteus maximus

9  半膜肌腱 tendon of semimembranosus

10  闭孔内肌 obturator internus

11  大收肌 adductor magnus

12  股外侧肌 vastus lateralis

13  阔筋膜张肌 tensor fasciae latae

14  股直肌 rectus femoris

15  缝匠肌 sartorius

# 第二章　女性盆部与会阴 CT 图像

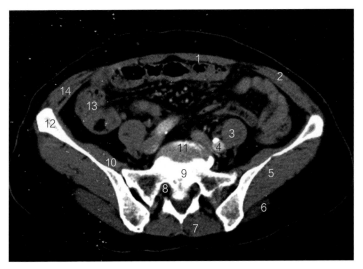

图 2-1　经第 5 腰椎间盘的横断层 CT 图像

1　腹直肌 rectus abdominis
2　腹外斜肌 obliquus externus abdominis
3　腰大肌 psoas major
4　左髂总动脉 left common iliac artery
5　臀中肌 gluteus medius
6　臀大肌 gluteus maximus
7　竖脊肌 erector spinae
8　第 1 骶神经 1st sacral nerve
9　第 1 骶椎椎体 1st sacral vertebral body
10　髂肌 iliacus
11　第 5 腰椎间盘 5th lumbar intervertebral disc
12　髂骨翼 ala of ilium
13　盲肠 cecum
14　腹内斜肌 obliquus internus abdominis

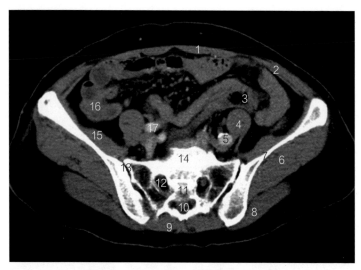

**图 2-2　经第 1 骶椎的横断层 CT 图像**

1　腹直肌 rectus abdominis　　　　　2　腹内斜肌 obliquus internus abdominis

3　乙状结肠 sigmoid colon　　　　　4　腰大肌 psoas major

5　左髂总动脉 left common iliac artery

6　臀中肌 gluteus medius　　　　　　7　髂骨翼 ala of ilium

8　臀大肌 gluteus maximus　　　　　 9　竖脊肌 erector spinae

10　骶管 sacral canal

11　第 2 骶椎椎体 2nd sacral vertebral body

12　第 1 骶神经 1st sacral nerve　　　13　骶髂关节 sacroiliac joint

14　第 1 骶椎椎体 1st sacral vertebral body

15　髂肌 iliacus　　　　　　　　　　16　盲肠 cecum

17　右髂外动脉 right external iliac artery

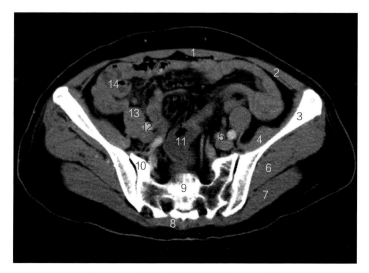

**图2-3 经第2骶椎的横断层CT图像**

1 腹直肌 rectus abdominis      2 腹内斜肌 obliquus internus abdominis

3 髂骨翼 ala of ilium      4 髂肌 iliacus

5 左髂内动脉 left internal iliac artery

6 臀中肌 gluteus medius      7 臀大肌 gluteus maximus

8 竖脊肌 erector spinae

9 第2骶椎椎体 2nd sacral vertebral body

10 骶髂关节 sacroiliac joint      11 乙状结肠 sigmoid colon

12 右髂外动脉 right external iliac artery

13 腰大肌 psoas major      14 盲肠 cecum

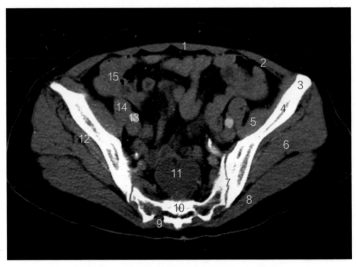

**图 2-4　经第 3 骶椎的横断层 CT 图像**

1　腹直肌 rectus abdominis
2　腹内斜肌 obliquus internus abdominis

3　髂前上棘 anterior superior iliac spine

4　髂骨翼 ala of ilium
5　髂肌 iliacus

6　臀中肌 gluteus medius
7　骶髂关节 sacroiliac joint

8　臀大肌 gluteus maximus
9　竖脊肌 erector spinae

10　第 3 骶椎椎体 3rd sacral vertebral body

11　直肠 rectum
12　臀小肌 gluteus minimus

13　右髂外动脉 right external iliac artery

14　腰大肌 psoas major
15　盲肠 cecum

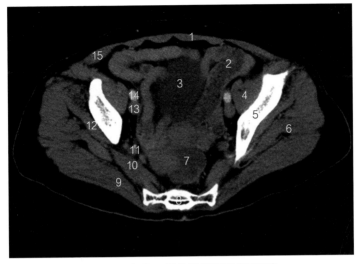

**图 2-5　经第 4 骶椎的横断层 CT 图像**

1　腹直肌 rectus abdominis
2　乙状结肠 sigmoid colon
3　膀胱 urinary bladder
4　髂腰肌 iliopsoas
5　髂骨翼 ala of ilium
6　臀中肌 gluteus medius
7　直肠 rectu
8　第 4 骶椎椎体 4th sacral vertebral body
9　臀大肌 gluteus maximus
10　梨状肌 piriformis
11　臀下动、静脉 inferior gluteal artery and vein
12　臀小肌 gluteus minimus
13　右髂外静脉 right external iliac vein
14　右髂外动脉 right external iliac artery
15　腹内斜肌 obliquus internus abdominis

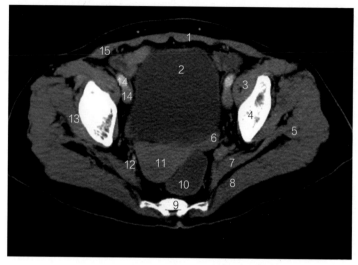

**图 2-6 经第 5 骶椎的横断层 CT 图像**

| | |
|---|---|
| 1 腹直肌 rectus abdominis | 2 膀胱 urinary bladder |
| 3 髂腰肌 iliopsoas | 4 髂骨体 body of ilium |
| 5 臀中肌 gluteus medius | 6 左卵巢 left ovary |
| 7 梨状肌 piriformis | 8 臀大肌 gluteus maximus |
| 9 第 5 骶椎椎体 5th sacral vertebral body | 10 直肠 rectum |

11 子宫底 fundus of uterus

12 臀下动、静脉 inferior gluteal artery and vein

13 臀小肌 gluteus minimus

14 右髂外动、静脉 right external iliac artery and vein

15 腹内斜肌 obliquus internus abdominis

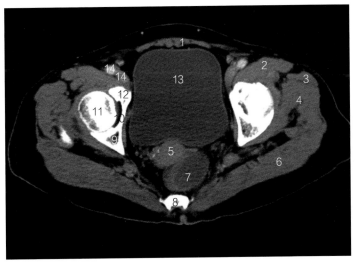

### 图 2-7　经尾骨的横断层 CT 图像

| | | | |
|---|---|---|---|
| 1 | 腹直肌 rectus abdominis | 2 | 股直肌 rectus femoris |
| 3 | 阔筋膜张肌 tensor fasciae latae | 4 | 臀中肌 gluteus medius |
| 5 | 子宫颈 neck of uterus | 6 | 臀大肌 gluteus maximus |
| 7 | 直肠 rectum | 8 | 尾骨 coccyx |
| 9 | 坐骨体 body of ischium | 10 | 髋臼窝 acetabular fossa |
| 11 | 股骨头 head of femur | 12 | 耻骨体 body of pubis |
| 13 | 膀胱 urinary bladder | | |
| 14 | 右股动、静脉 right femoral artery and vein | | |

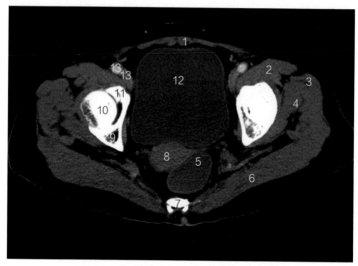

**图 2-8　经髋关节上份的横断层 CT 图像**

| | |
|---|---|
| 1　腹直肌 rectus abdominis | 2　股直肌 rectus femoris |
| 3　阔筋膜张肌 tensor fasciae latae | 4　臀中肌 gluteus medius |
| 5　直肠 rectum | 6　臀大肌 gluteus maximus |
| 7　尾骨 coccyx | 8　子宫颈 neck of uterus |
| 9　坐骨体 body of ischium | 10　股骨头 head of femur |
| 11　耻骨体 body of pubis | 12　膀胱 urinary bladder |
| 13　右股动、静脉 right femoral artery and vein | |

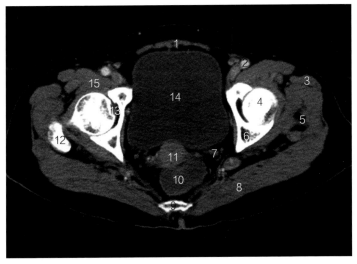

图 2-9　经髋关节中份的横断层 CT 图像

1　腹直肌 rectus abdominis

2　左股动、静脉 left femoral artery and vein

3　阔筋膜张肌 tensor fasciae latae　4　股骨头 head of femur

5　臀中肌 gluteus medius　6　坐骨体 body of ischium

7　阴道静脉丛 vaginal venous plexus

8　臀大肌 gluteus maximus　9　尾骨 coccyx

10　直肠 rectum　11　子宫颈 neck of uterus

12　大转子 greater trochanter　13　股骨头韧带 ligament of femoral head

14　膀胱 urinary bladder　15　股直肌 rectus femoris

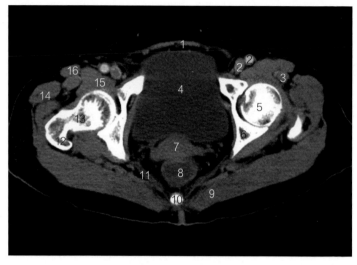

**图 2-10　经髋关节下份的横断层 CT 图像**

1　腹直肌 rectus abdominis

2　左股动、静脉 left femoral artery and vein

3　股直肌 rectus femoris　　　　　4　膀胱 urinary bladder

5　股骨头 head of femur　　　　　6　坐骨体 body of ischium

7　子宫颈 neck of uterus　　　　　8　直肠 rectum

9　臀大肌 gluteus maximus　　　　10　尾骨 coccyx

11　肛提肌 levator ani　　　　　12　股骨大转子 greater trochanter of femur

13　股骨颈 neck of femur　　　　14　阔筋膜张肌 tensor fasciae latae

15　髂腰肌 iliopsoas　　　　　　16　缝匠肌 sartorius

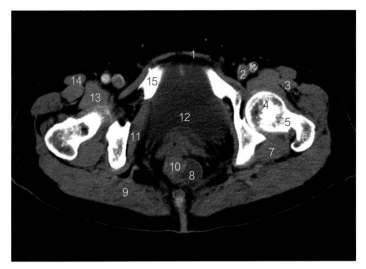

图 2-11　经耻骨上支的横断层 CT 图像

1　腹直肌 rectus abdominis

2　左股动、静脉 left femoral artery and vein

3　股直肌 rectus femoris　　　　4　股骨头 head of femur

5　股骨颈 neck of femur　　　　6　股骨大转子 greater trochanter of femur

7　股方肌 quadratus femoris　　　8　直肠 rectum

9　臀大肌 gluteus maximus　　　10　阴道 vagina

11　闭孔内肌 obturator internus　　12　膀胱 urinary bladder

13　髂腰肌 iliopsoas　　　　14　缝匠肌 sartorius

15　耻骨上支 superior ramus of pubis

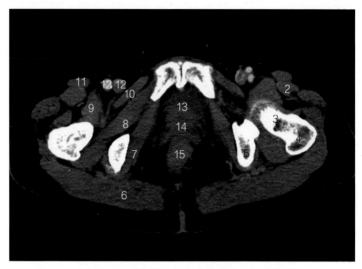

图 2-12   经耻骨联合上份的横断层 CT 图像

1   耻骨联合 pubic symphysis          2   股直肌 rectus femoris

3   股骨颈 neck of femur

4   股骨大转子 greater trochanter of femur

5   坐骨结节 ischial tuberosity        6   臀大肌 gluteus maximus

7   闭孔内肌 obturator internus       8   闭孔外肌 obturator externus

9   髂腰肌 iliopsoas                  10   耻骨肌 pectineus

11   缝匠肌 sartorius

12   右股动、静脉 right femoral artery and vein

13   尿道 urethra                     14   阴道 vagina

15   直肠 rectum

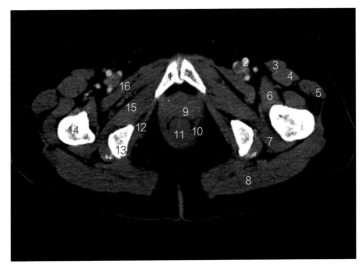

**图 2-13  经耻骨联合下份的横断层 CT 图像**

| | | | |
|---|---|---|---|
| 1 | 耻骨下支 inferior ramus of pubis | 2 | 股动脉 femoral artery |
| 3 | 缝匠肌 sartorius | 4 | 股直肌 rectus femoris |
| 5 | 阔筋膜张肌 tensor fasciae latae | 6 | 髂腰肌 iliopsoas |
| 7 | 股方肌 quadratus femoris | 8 | 臀大肌 gluteus maximus |
| 9 | 阴道 vagina | 10 | 肛提肌 levator ani |
| 11 | 直肠 rectum | 12 | 闭孔内肌 obturator internus |
| 13 | 坐骨结节 ischial tuberosity | 14 | 股骨体 body of femur |
| 15 | 闭孔外肌 obturator externus | 16 | 耻骨肌 pectineus |

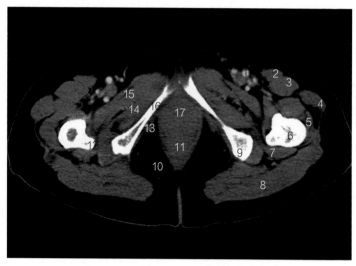

**图 2-14 经耻骨方的横断层 CT 图像**

| | |
|---|---|
| 1 股动脉 femoral artery | 2 缝匠肌 sartorius |
| 3 股直肌 rectus femoris | 4 阔筋膜张肌 tensor fasciae latae |
| 5 股外侧肌 vastus lateralis | 6 股骨 femur |
| 7 股方肌 quadratus femoris | 8 臀大肌 gluteus maximus |
| 9 坐骨结节 ischial tuberosity | 10 坐骨肛门窝 ischioanal fossa |
| 11 肛门 anus | |
| 12 股骨小转子 lesser trochanter of femur | |
| 13 闭孔内肌 obturator internus | 14 闭孔外肌 obturator externus |
| 15 耻骨肌 pectineus | 16 耻骨下支 inferior ramus of pubis |
| 17 阴道 vagina | |

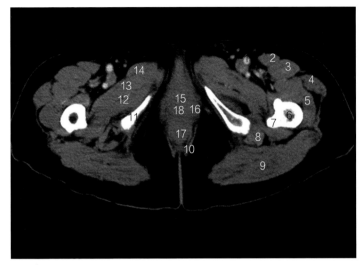

图 2-15　经坐骨支的横断层 CT 图像

| | |
|---|---|
| 1　股动脉 femoral artery | 2　缝匠肌 sartorius |
| 3　股直肌 rectus femoris | 4　阔筋膜张肌 tensor fasciae latae |
| 5　股方肌 quadratus femoris | 6　股骨 femur |
| 7　股骨小转子 lesser trochanter of femur | 8　股方肌 quadratus femoris |
| 9　臀大肌 gluteus medius | |
| 10　肛门外括约肌 sphincter ani externus | 11　坐骨支 ramus of ischium |
| 12　闭孔外肌 obturator externus | 13　耻骨肌 pectineus |
| 14　大收肌 adductor magnus | 15　尿道 urethra |
| 16　前庭球 bulb of vestibule | 17　肛门 anus |
| 18　阴道 vagina | |

# 第三章 男性盆部与会阴 MR 横断层图像

## 第一节 男性盆部与会阴 MR 横断层 $T_1$ 加权图像

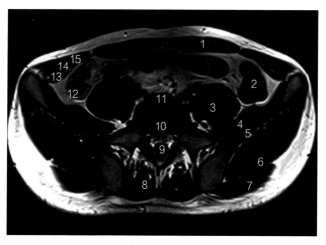

**图 3-1 经第 5 腰椎间盘的横断层 MR $T_1$ 加权图像**

| | | | |
|---|---|---|---|
| 1 | 腹直肌 rectus abdominis | 2 | 乙状结肠 simoid colon |
| 3 | 腰大肌 psoas major | 4 | 髂肌 iliacus |
| 5 | 髂骨翼 ala of ilium | 6 | 臀中肌 gluteus medius |
| 7 | 臀大肌 gluteus maximus | 8 | 竖脊肌 erector spinae |
| 9 | 骶管 sacral canal | 10 | 第 1 骶椎椎体 1st sacral vertebral body |

11 第 5 腰椎间盘 5th lumbar intervertebral disc

| | | | |
|---|---|---|---|
| 12 | 盲肠 cecum | 13 | 腹横肌 transversus abdominis |

14 腹内斜肌 obliquus internus abdominis

15 腹外斜肌 obliquus externus abdominis

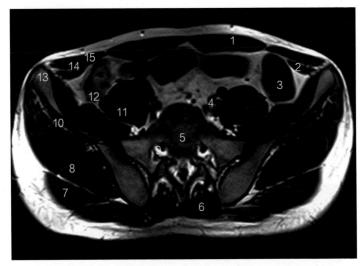

图 3-2　经第 1 骶椎的横断层 MR T₁ 加权图像

1　腹直肌 rectus abdominis

2　腹横肌 transversus abdominis

3　乙状结肠 sigmoid colon

4　左髂内、外动脉 left internal and external iliac artery

5　第 1 骶椎椎体 1st sacral vertebral body

6　竖脊肌 erector spinae

7　臀大肌 gluteus maximus

8　臀中肌 gluteus medius

9　第 1 骶神经 1st sacral nerve

10　臀小肌 gluteus minimus

11　腰大肌 psoas major

12　盲肠 cecum

13　髂骨翼 ala of ilium

14　腹内斜肌 obliquus internus abdominis

15　腹外斜肌 obliquus externus abdominis

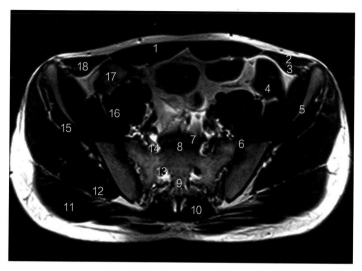

**图 3-3　经第 1 骶椎间盘的横断层 MR T₁ 加权图像**

1　腹直肌 rectus abdominis
2　腹外斜肌 obliquus externus abdominis
3　腹横肌 transversus abdominis
4　乙状结肠 sigmoid colon
5　髂骨翼 ala of ilium
6　骶髂关节 sacroiliac joint
7　第 1 骶椎椎体 1st sacral vertebral body
8　第 1 骶椎间盘 1st sacral intervertebral disc
9　第 2 骶椎椎体 2nd sacral vertebral body
10　竖脊肌 erector spinae
11　臀大肌 gluteus maximus
12　臀中肌 gluteus medius
13　第 2 骶神经 2nd sacral nerve
14　第 1 骶神经 1st sacral nerve
15　臀小肌 gluteus minimus
16　髂腰肌 iliopsoas
17　盲肠 cecum
18　腹内斜肌 obliquus internus abdominis

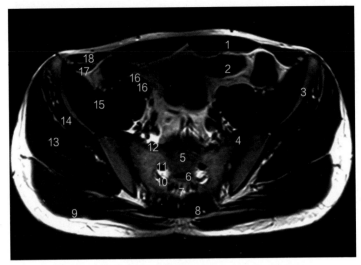

**图 3-4　经第 2 骶椎的横断层 MR T₁ 加权图像**

1　腹直肌 rectus abdominis

2　乙状结肠 sigmoid colon

3　髂骨翼 ala of ilium

4　骶髂关节 sacroiliac joint

5　第 2 骶椎椎体 2nd sacral vertebral body

6　第 2 骶椎间盘 2nd sacral intervertebral disc

7　第 3 骶椎椎体 3rd sacral vertebral body

8　竖脊肌 erector spinae

9　臀大肌 gluteus maximus

10　第 3 骶神经 3rd sacral nerve

11　第 2 骶神经 2nd sacral nerve

12　第 1 骶神经 1st sacral nerve

13　臀中肌 gluteus medius

14　臀小肌 gluteus minimus

15　髂腰肌 iliopsoas

16　髂外动、静脉 external iliac artery and vein

17　腹横肌 transversus abdominis

18　腹内斜肌 obliquus internus abdominis

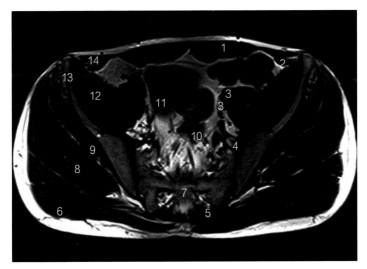

**图 3-5　经第 3 骶椎上份的横断层 MR T₁ 加权图像**

1　腹直肌 rectus abdominis　　　　2　腹横肌 transversus abdominis

3　左髂外动、静脉 left external iliac artery and vein

4　骶髂关节 sacroiliac joint　　　　5　竖脊肌 erector spinae

6　臀大肌 gluteus maximus　　　　7　第 3 骶椎椎体 3rd sacral vertebral body

8　臀中肌 gluteus medius　　　　　9　臀小肌 gluteus minimus

10　直肠 rectum　　　　　　　　　11　膀胱 urinary bladder

12　髂腰肌 iliopsoas　　　　　　　13　髂骨翼 ala of ilium

14　腹内斜肌 obliquus internus abdominis

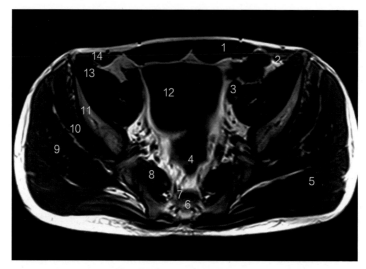

**图 3-6　经第 3 骶椎间盘的横断层 MR T₁ 加权图像**

1 腹直肌 rectus abdominis　　　　　2 腹横肌 transversus abdominis

3 左髂外动、静脉 left external iliac artery and vein

4 直肠 rectum　　　　　　　　　　5 臀大肌 gluteus maximus

6 第 4 骶椎椎体 4th sacral vertebral body

7 第 3 骶椎间盘 3rd sacral intervertebral disc

8 梨状肌 piriformis　　　　　　　　9 臀中肌 gluteus medius

10 臀小肌 gluteus minimus　　　　　11 髂骨翼 ala of ilium

12 膀胱 urinary bladder　　　　　　13 髂腰肌 iliopsoas

14 腹内斜肌 obliquus internus abdominis

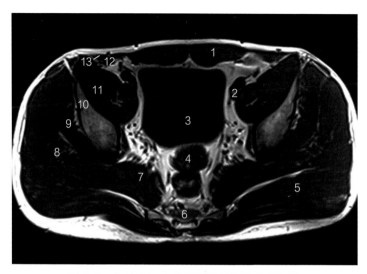

## 图 3-7 经第 4 骶椎的横断层 MR T₁ 加权图像

1 腹直肌 rectus abdominis

2 左髂外动、静脉 left external iliac artery and vein

3 膀胱 urinary bladder 4 直肠 rectum

5 臀大肌 gluteus maximus 6 第 4 骶椎椎体 4th sacral vertebral body

7 梨状肌 piriformis 8 臀中肌 gluteus medius

9 臀小肌 gluteus minimus 10 髂骨翼 ala of ilium

11 髂腰肌 iliopsoas 12 腹横肌 rectus abdominis

13 腹内斜肌 obliquus internus abdominis

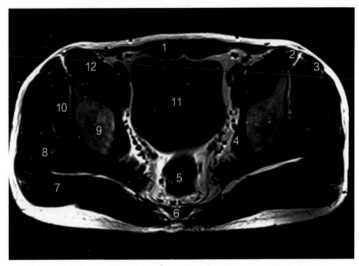

**图 3-8　经第 5 骶椎的横断层 MR T₁ 加权图像**

1　腹直肌 rectus abdominis

2　缝匠肌 sartorius

3　阔筋膜张肌 tensor fasciae latae

4　闭孔内肌 obturator internus

5　直肠 rectum

6　第 5 骶椎椎体 5th sacral vertebral body

7　臀大肌 gluteus maximus

8　臀中肌 gluteus medius

9　髂骨体 body of ilium

10　臀小肌 gluteus minimus

11　膀胱 urinary bladder

12　髂腰肌 iliopsoas

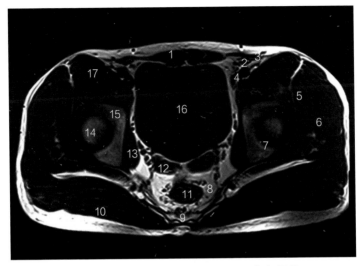

**图 3-9 经髋臼上份的横断层 MR T₁ 加权图像**

| | |
|---|---|
| 1 腹直肌 rectus abdominis | 2 精索 spermatic cord |
| 3 腹内斜肌 obliquus internus abdominis | |
| 4 左髂外动、静脉 left external iliac artery and vein | |
| 5 臀小肌 gluteus minimus | 6 臀中肌 gluteus medius |
| 7 髋臼 acetabulum | 8 直肠系膜 mesorectum |
| 9 第 5 骶椎椎体 5th sacral vertebral body | 10 臀大肌 gluteus maximus |
| 11 直肠 rectum | 12 精囊 seminal vesicle |
| 13 闭孔内肌 obturator internus | 14 股骨头 head of femur |
| 15 髋骨 hip bone | 16 膀胱 urinary bladder |
| 17 髂腰肌 iliopsoas | |

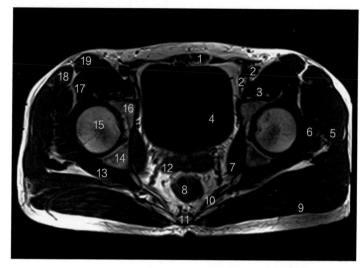

**图 3-10   经髋关节上份的横断层 MR T₁ 加权图像**

| 1 | 腹直肌 rectus abdominis | 2 | 股动、静脉 femoral artery and vein |
|---|---|---|---|
| 3 | 髂腰肌 iliopsoas | 4 | 膀胱 urinary bladder |
| 5 | 臀中肌 gluteus medius | 6 | 臀小肌 gluteus minimus |
| 7 | 闭孔内肌 obturator internus | 8 | 直肠 rectum |
| 9 | 臀大肌 gluteus maximus | 10 | 尾骨肌 coccygeus |
| 11 | 尾骨 coccyx | 12 | 精囊 seminal vesicle |
| 13 | 上孖肌 gemellus superior | 14 | 坐骨体 body of ischium |
| 15 | 股骨头 head of femur | 16 | 耻骨体 body of pubis |
| 17 | 股直肌 rectus femoris | 18 | 阔筋膜张肌 tensor fasciae latae |
| 19 | 缝匠肌 sartorius | | |

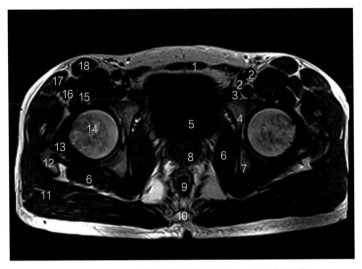

**图 3-11　经髋关节中份的横断层 MR T₁ 加权图像**

| | |
|---|---|
| 1　腹直肌 rectus abdominis | 2　股动、静脉 femoral artery and vein |
| 3　耻骨肌 pectineus | 4　耻骨体 body of pubis |
| 5　膀胱 urinary bladder | 6　闭孔内肌 obturator internus |
| 7　坐骨体 body of ischium | 8　前列腺 prostate |
| 9　直肠 rectum | 10　尾骨 coccyx |
| 11　臀大肌 gluteus maximus | 12　大转子 greater trochanter |
| 13　股骨颈 neck of femur | 14　股骨头 head of femur |
| 15　髂腰肌 iliopsoas | 16　股直肌 rectus femoris |
| 17　阔筋膜张肌 tensor fasciae latae | 18　缝匠肌 sartorius |

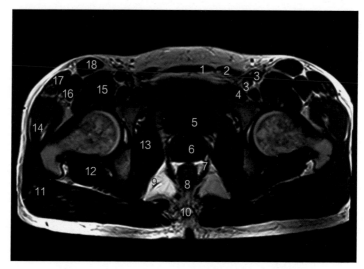

图 3-12　经髋关节下份的横断层 MR T₁ 加权图像

| | |
|---|---|
| 1　腹直肌 rectus abdominis | 2　精索 spermatic cord |
| 3　股动、静脉 femoral artery and vein | 4　耻骨肌 pectineus |
| 5　膀胱 urinary bladder | 6　前列腺 prostate |
| 7　肛提肌 levator ani | 8　直肠 rectum |
| 9　坐骨肛门窝 ischioanal fossa | 10　尾骨 coccyx |
| 11　臀大肌 gluteus maximus | 12　下孖肌 gemellus inferior |
| 13　闭孔内肌 obturator internus | 14　臀中肌 gluteus medius |
| 15　髂腰肌 iliopsoas | 16　股直肌 rectus femoris |
| 17　阔筋膜张肌 tensor fasciae latae | 18　缝匠肌 sartorius |

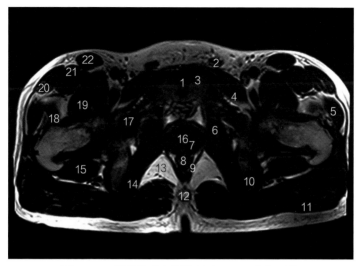

**图 3-13 经耻骨联合的横断层 MR T₁ 加权图像**

1 耻骨联合 pubic symphysis
2 精索 spermatic cord
3 耻骨上支 superior ramus of pubis
4 耻骨肌 pectineus
5 臀中肌 gluteus medius
6 闭孔内肌 obturator internus
7 前列腺外周带 peripheral zone of prostate
8 直肠 rectum
9 肛提肌 levator ani
10 坐骨结节 ischial tuberosity
11 臀大肌 gluteus maximus
12 尾骨 coccyx
13 坐骨肛门窝 ischioanal fossa
14 闭孔内肌 obturator internus
15 股方肌 guadratrs femoris
16 尿道前列腺部 prostatic portion of urethra
17 闭孔外肌 obturator externus
18 股外侧肌 vastus lateralis
19 髂腰肌 iliopsoas
20 阔筋膜张肌 tensor fasciae latae
21 股直肌 rectus femoris
22 缝匠肌 sartorius

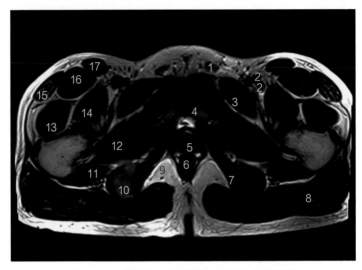

**图 3-14　经耻骨方的横断层 MR T₁ 加权图像**

| | |
|---|---|
| 1　精索 spermatic cord | 2　股动、静脉 femoral artery and vein |
| 3　耻骨肌 pectineus | 4　耻骨下支 inferior ramus of pubis |
| 5　尿道嵴 urethral ridge | 6　肛管 anal canal |
| 7　闭孔内肌 obturator internus | 8　臀大肌 gluteus maximus |
| 9　坐骨肛门窝 ischioanal fossa | 10　坐骨结节 ischial tuberosity |
| 11　股方肌 guadratrs femoris | 12　闭孔外肌 obturator externus |
| 13　股外侧肌 vastus lateralis | 14　髂腰肌 iliopsoas |
| 15　阔筋膜张肌 tensor fasciae latae | 16　股直肌 rectus femoris |
| 17　缝匠肌 sartorius | |

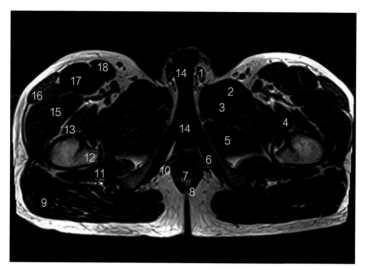

**图 3-15 经股骨小转子上份的横断层 MR T₁ 加权图像**

1 精索 spermatic cord
2 长收肌 adductor longus
3 短收肌 adductor brevis
4 耻骨肌 pectineus
5 大收肌 adductor magnus
6 闭孔内肌 obturator internus
7 肛管 anal canal
8 肛门外括约肌 sphincter ani externus
9 臀大肌 gluteus maximus
10 坐骨海绵体肌 ischiocavernosus
11 股方肌 guadratrs femoris
12 小转子 lesser trochanter
13 股中间肌 vastus intermedius
14 阴茎海绵体 cavernous body of penis
15 股外侧肌 vastus lateralis
16 阔筋膜张肌 tensor fasciae latae
17 股直肌 rectus femoris
18 缝匠肌 sartorius

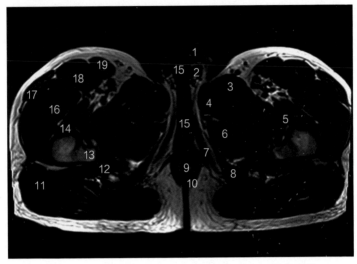

**图 3-16 经股骨小转子下份的横断层 MR T₁ 加权图像**

| | | | |
|---|---|---|---|
| 1 | 阴茎头 glans penis | 2 | 精索 spermatic cord |
| 3 | 长收肌 adductor longus | 4 | 短收肌 adductor brevis |
| 5 | 耻骨肌 pectineus | 6 | 大收肌 adductor magnus |
| 7 | 坐骨海绵体肌 ischiocavernosus | 8 | 坐骨支 ramus of ischium |
| 9 | 肛管 anal canal | | |
| 10 | 肛门外括约肌 sphincter ani externus | 11 | 臀大肌 gluteus maximus |
| 12 | 股方肌 guadratrs femoris | 13 | 小转子 lesser trochanter |
| 14 | 股中间肌 vastus intermedius | | |
| 15 | 阴茎海绵体 cavernous body of penis | 16 | 股外侧肌 vastus lateralis |
| 17 | 阔筋膜张肌 tensor fasciae latae | 18 | 股直肌 rectus femoris |
| 19 | 缝匠肌 sartorius | | |

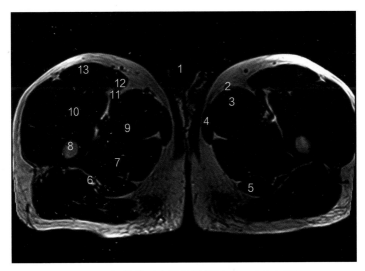

**图 3-17 经股骨干上份的横断层 MR T₁ 加权图像**

1　睾丸 testis

2　大隐静脉 great saphenous vein

3　长收肌 adductor longus

4　股薄肌 gracilis

5　股二头肌长头和半腱肌 long head of biceps femoris and semitendinosus

6　坐骨神经 sciatic nerve

7　大收肌 adductor magnus

8　股骨 femur

9　短收肌 adductor brevis

10　股中间肌 vastus intermedius

11　股静脉 femoral vein

12　缝匠肌 sartorius

13　股直肌 rectus femoris

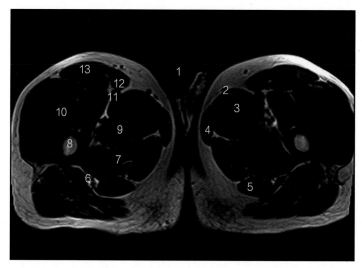

**图 3-18　经睾丸的横断层 MR T₁ 加权图像**

| | |
|---|---|
| 1　睾丸 testis | 2　大隐静脉 great saphenous vein |
| 3　长收肌 adductor longus | 4　股薄肌 gracilis |
| 5　股二头肌长头和半腱肌 long head of biceps femoris and semitendinosus | |
| 6　坐骨神经 sciatic nerve | 7　大收肌 adductor magnus |
| 8　股骨 femur | 9　短收肌 adductor brevis |
| 10　股中间肌 vastus intermedius | 11　股静脉 femoral vein |
| 12　缝匠肌 sartorius | 13　股直肌 rectus femoris |

# 第二节　男性盆部与会阴 MR 横断层 $T_2$ 加权图像

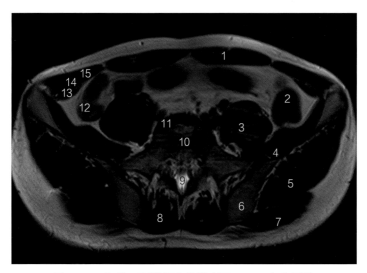

**图 3-19　经第 5 腰椎间盘的横断层 MR $T_2$ 加权图像**

| | |
|---|---|
| 1　腹直肌 rectus abdominis | 2　乙状结肠 sigmoid colon |
| 3　腰大肌 psoas major | 4　髂肌 iliacus |
| 5　臀中肌 gluteus medius | 6　髂骨 ilium |
| 7　臀大肌 gluteus maximus | 8　竖脊肌 erector spinae |

9　骶管 sacral canal

10　第 1 骶椎椎体 1st sacral vertebral body

11　第 5 腰椎间盘 5th lumbar intervertebral disc

| | |
|---|---|
| 12　盲肠 cecum | 13　腹横肌 transversus abdominis |

14　腹内斜肌 obliquus internus abdominis

15　腹外斜肌 obliquus externus abdominis

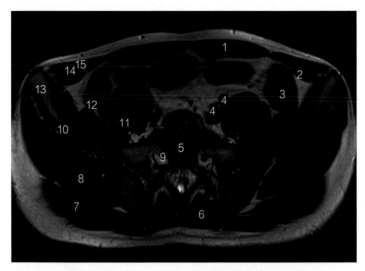

图 3-20　经第 1 骶椎的横断层 MR T$_2$ 加权图像

1　腹直肌 rectus abdominis　　　　2　腹横肌 transversus abdominis

3　乙状结肠 sigmoid colon

4　左髂内、外动脉 left internal and external iliac arteries

5　第 1 骶椎椎体 1st sacral vertebral body　　6　竖脊肌 erector spinae

7　臀大肌 gluteus maximus　　　　8　臀中肌 gluteus medius

9　第 1 骶神经 1st sacral nerve　　　10　臀小肌 gluteaus minimus

11　腰大肌 psoas major　　　　　　12　盲肠 cecum

13　髂骨翼 ala of ilium

14　腹内斜肌 obliquus internus abdominis

15　腹外斜肌 obliquus externus abdominis

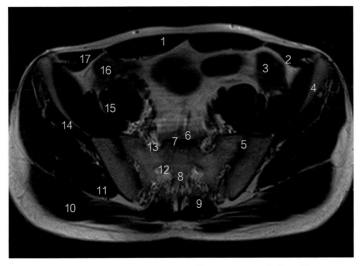

**图 3-21　经第 1 骶椎间盘的横断层 MR T$_2$ 加权图像**

1　腹直肌 rectus abdominis

2　腹横肌 transversus abdominis

3　乙状结肠 sigmoid colon

4　髂骨翼 ala of ilium

5　骶髂关节 sacroiliac joint

6　第 1 骶椎椎体 1st sacral vertebral body

7　第 1 骶椎间盘 1st sacral intervertebral disc

8　第 2 骶椎椎体 2nd sacral vertebral body

9　竖脊肌 erector spinae

10　臀大肌 gluteus maximus

11　臀中肌 gluteus medius

12　第 2 骶神经 2nd sacral nerve

13　第 1 骶神经 1st sacral nerve

14　臀小肌 gluteus minimus

15　髂腰肌 iliopsoas

16　盲肠 cecum

17　腹内斜肌 obliquus internus abdominis

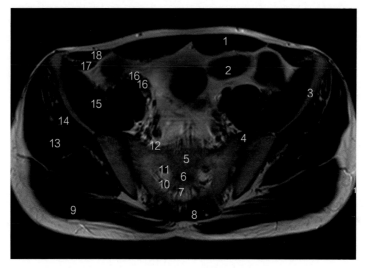

**图 3-22　经第 2 骶椎间盘的横断层 MR T$_2$ 加权图像**

1　腹直肌 rectus abdominis

2　乙状结肠 sigmoid colon

3　髂骨翼 ala of ilium

4　骶髂关节 sacroiliac joint

5　第 2 骶椎椎体 2nd sacral vertebral body

6　第 2 骶椎间盘 2nd sacral intervertebral disc

7　第 3 骶椎椎体 3rd sacral vertebral body

8　竖脊肌 erector spinae

9　臀大肌 gluteus maximus

10　第 3 骶神经 3rd sacral nerve

11　第 2 骶神经 2nd sacral nerve

12　第 1 骶神经 1st sacral nerve

13　臀中肌 gluteus medius

14　臀小肌 gluteus minimus

15　髂腰肌 iliopsoas

16　髂外动、静脉 external iliac artery and vein

17　腹横肌 transversus abdominis

18　腹内斜肌 obliquus internus abdominis

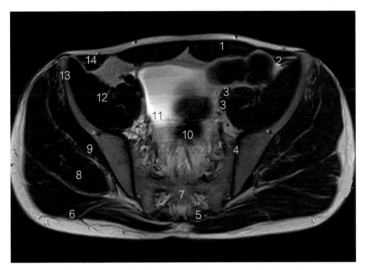

**图 3-23 经第 3 骶椎的横断层 MR T$_2$ 加权图像**

1 腹直肌 rectus abdominis
2 腹横肌 transversus abdominis
3 左髂外动、静脉 external iliac artery and vein
4 骶髂关节 sacroiliac joint
5 竖脊肌 erector spinae
6 臀大肌 gluteus maximus
7 第 3 骶椎椎体 3rd sacral vertebral body
8 臀中肌 gluteus medius
9 臀小肌 gluteus minimus
10 直肠 rectum
11 膀胱 urinary bladder
12 髂腰肌 iliopsoas
13 髂骨翼 ala of ilium
14 腹内斜肌 obliquus internus abdominis

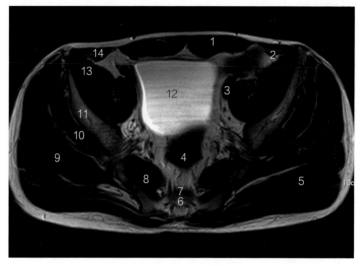

**图 3-24　经第 3 骶椎间盘的横断层 MR T₂ 加权图像**

1　腹直肌 rectus abdominis　　　　2　腹横肌 transversus abdominis

3　髂外动、静脉 external iliac artery and vein

4　直肠 rectum　　　　　　　　　5　臀大肌 gluteus maximus

6　第 4 骶椎椎体 4th sacral vertebral body

7　第 3 骶椎间盘 3rd sacral intervertebral disc

8　梨状肌 piriformis　　　　　　　9　臀中肌 gluteus medius

10　臀小肌 gluteus minimus　　　　11　髂骨翼 ala of ilium

12　膀胱 urinary bladder　　　　　13　髂腰肌 iliopsoas

14　腹内斜肌 obliquus internus abdominis

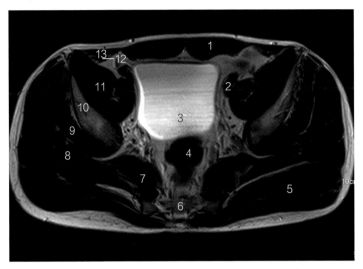

图 3-25 经第 4 骶椎的横断层 MR T$_2$ 加权图像

1 腹直肌 rectus abdominis    2 髂外动、静脉 external iliac artery and vein

3 膀胱 urinary bladder    4 直肠 rectum

5 臀大肌 gluteus maximus    6 第 4 骶椎椎体 4th sacral vertebral body

7 梨状肌 piriformis    8 臀中肌 gluteus medius

9 臀小肌 gluteus minimus    10 髂骨翼 ala of ilium

11 髂腰肌 iliopsoas    12 腹横肌 rectus abdominis

13 腹内斜肌 obliquus internus abdominis

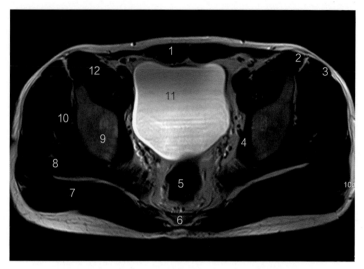

**图 3-26  经第 5 骶椎的横断层 MR T$_2$ 加权图像**

1  腹直肌 rectus abdominis           2  缝匠肌 sartorius

3  阔筋膜张肌 tensor fasciae latae     4  闭孔内肌 obturator internus

5  直肠 rectum

6  第 5 骶椎椎体 5th sacral vertebral body

7  臀大肌 gluteus maximus            8  臀中肌 gluteus medius

9  髂骨体 body of ilium              10  臀小肌 gluteus minimus

11  膀胱 urinary bladder             12  髂腰肌 iliopsoas

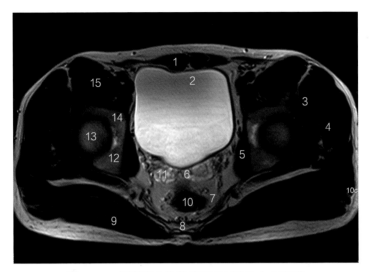

**图 3-27　经髋臼上份的横断层 MR T$_2$ 加权图像**

| | |
|---|---|
| 1　腹直肌 rectus abdominis | 2　膀胱 urinary bladder |
| 3　臀小肌 gluteus minimus | 4　臀中肌 gluteus medius |
| 5　闭孔内肌 obturator internus | |
| 6　输精管壶腹 ampulla ductus deferentis | 7　直肠系膜 mesorectum |
| 8　第 5 骶椎椎体 5th sacral vertebral body | 9　臀大肌 gluteus maximus |
| 10　直肠 rectum | 11　精囊 seminal vesicle |
| 12　坐骨体 body of ischium | 13　股骨头 femoral head |
| 14　耻骨体 body of pubis | 15　髂腰肌 iliopsoas |

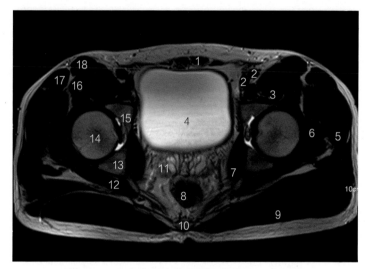

图 3-28　经髋关节上份的横断层 MR T$_2$ 加权图像

| | |
|---|---|
| 1　锥状肌 pyramidalis | 2　股动、静脉 femoral artery and vein |
| 3　髂腰肌 iliopsoas | 4　膀胱 urinary bladder |
| 5　臀中肌 gluteus medius | 6　臀小肌 gluteus minimus |
| 7　闭孔内肌 obturator internus | 8　直肠 rectum |
| 9　臀大肌 gluteus maximus | 10　尾骨 coccyx |
| 11　精囊 seminal vesicle | 12　上孖肌 gemellus superior |
| 13　坐骨体 body of ischium | 14　股骨头 head of femur |
| 15　耻骨体 body of pubis | 16　股直肌 rectus femoris |
| 17　阔筋膜张肌 tensor fasciae latae | 18　缝匠肌 sartorius |

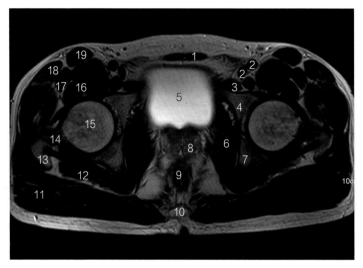

**图 3-29 经髋关节中份的横断层 MR T$_2$ 加权图像**

1  锥状肌 pyramidalis

2  股动、静脉 femoral artery and vein          3  耻骨肌 pectineus

4  耻骨体 body of pubis                          5  膀胱 urinary bladder

6  闭孔内肌 obturator internus                   7  坐骨体 body of ischium

8  前列腺 prostate                              9  直肠 rectum

10  尾骨 coccyx                                11  臀大肌 gluteus maximus

12  下孖肌 gemellus inferior

13  股骨大转子 greater trochanter of femur

14  股骨颈 neck of femur                         15  股骨头 head of femur

16  髂腰肌 iliopsoas                            17  股直肌 rectus femoris

18  阔筋膜张肌 tensor fasciae latae              19  缝匠肌 sartorius

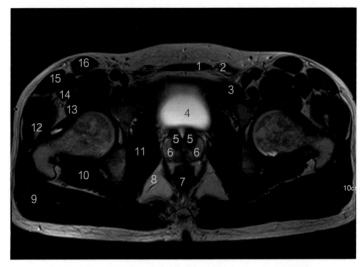

**图 3-30 经髋关节下份的横断层 MR T$_2$ 加权图像**

| 1 | 锥状肌 pyramidalis | 2 | 精索 spermatic cord |
|---|---|---|---|
| 3 | 耻骨肌 pectineus | 4 | 膀胱 urinary bladder |

5 前列腺移行区 transition zone of prostate

6 前列腺中央区 central zone of prostate

| 7 | 直肠 rectum | 8 | 坐骨肛门窝 ischioanal fossa |
|---|---|---|---|
| 9 | 臀大肌 gluteus maximus | 10 | 股方肌 guadratrs femoris |
| 11 | 闭孔内肌 obturator internus | 12 | 臀中肌 gluteus medius |
| 13 | 髂腰肌 iliopsoas | 14 | 股直肌 rectus femoris |
| 15 | 阔筋膜张肌 tensor fasciae latae | 16 | 缝匠肌 sartorius |

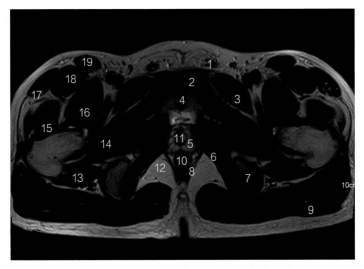

**图 3-31　经耻骨方的横断层 MR T$_2$ 加权图像**

| | | | |
|---|---|---|---|
| 1 | 精索 spermatic cord | 2 | 耻骨上支 superior ramus of pubis |
| 3 | 耻骨肌 pectineus | 4 | 耻骨间盘 discus interpubicus |
| 5 | 前列腺外周带 peripheral zone of prostate | | |
| 6 | 闭孔内肌 obturator internus | 7 | 坐骨结节 ischial tuberosity |
| 8 | 肛提肌 levator ani | 9 | 臀大肌 gluteus maximus |
| 10 | 肛管 anal canal | 11 | 尿道 urethra |
| 12 | 坐骨肛门窝 ischioanal fossa | 13 | 股方肌 guadratrs femoris |
| 14 | 闭孔外肌 obturator externus | 15 | 股外侧肌 vastus lateralis |
| 16 | 髂腰肌 iliopsoas | 17 | 阔筋膜张肌 tensor fasciae latae |
| 18 | 股直肌 rectus femoris | 19 | 缝匠肌 sartorius |

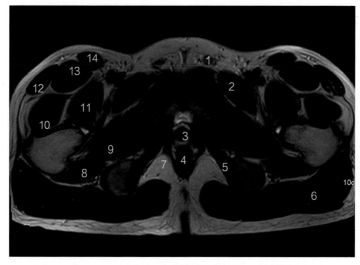

图 3-32　经坐骨支的横断层 MR T$_2$ 加权图像

| | | | |
|---|---|---|---|
| 1 | 精索 spermatic cord | 2 | 耻骨肌 pectineus |
| 3 | 尿道 urethra | 4 | 肛管 anal canal |
| 5 | 闭孔内肌 obturator internus | 6 | 臀大肌 gluteus maximus |
| 7 | 坐骨肛门窝 ischioanal fossa | 8 | 股方肌 guadratrs femoris |
| 9 | 闭孔外肌 obturator externus | 10 | 股外侧肌 vastus lateralis |
| 11 | 髂腰肌 iliopsoas | 12 | 阔筋膜张肌 tensor fasciae latae |
| 13 | 股直肌 rectus femoris | 14 | 缝匠肌 sartorius |

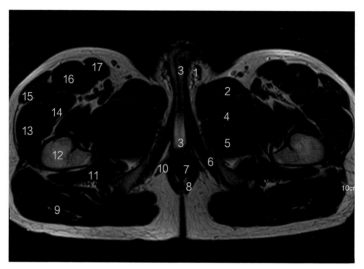

**图 3-33 经股骨小转子上份的横断层 MR T₂ 加权图像**

| | |
|---|---|
| 1 精索 spermatic cord | 2 耻骨肌 pectineus |
| 3 阴茎海绵体 cavernous body of penis | 4 短收肌 adductor brevis |
| 5 闭孔外肌 obturator externus | 6 闭孔内肌 obturator internus |
| 7 肛管 anal canal | |
| 8 肛门外括约肌 sphincter ani externus | 9 臀大肌 gluteus maximus |
| 10 坐骨海绵体肌 ischiocavernosus | 11 股方肌 guadratrs femoris |
| 12 股骨 femur | 13 股外侧肌 vastus lateralis |
| 14 股中间肌 vastus intermedius | 15 阔筋膜张肌 tensor fasciae latae |
| 16 股直肌 rectus femoris | 17 缝匠肌 sartorius |

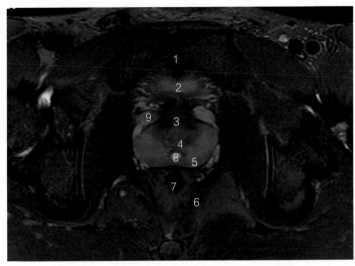

图 3-34　经前列腺的横断层 MR T$_2$加权图像

1　耻骨间盘 discus interpubicus　　　　2　膀胱 urinary bladder

3　前列腺前纤维肌肉基质区 anterior fibromuscular zone of prostate

4　尿道 urethra

5　前列腺外周带 peripheral zone of prostate

6　肛提肌 levator ani　　　　　　　　7　直肠 rectum

8　前列腺小囊 prostatic utricle

9　前列腺静脉丛 prostatic venous plexus

# 第四章 男性盆部与会阴 MR 矢状断层 $T_2$ 加权图像

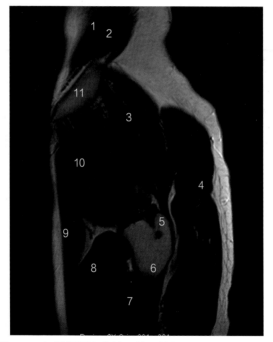

图 4-1　经股骨颈和大转子的矢状断层 MR $T_2$ 加权图像

1　腹外斜肌 obliquus externus abdominis

2　腹内斜肌 obliquus internus abdominis　　3　臀中肌 gluteus medius

4　臀大肌 gluteus maximus

5　股骨大转子 greater trochanter of femur　　6　股骨干 femoral shaft

7　股中间肌 vastus Intermedius　　8　股直肌 rectus femoris

9　缝匠肌 sartorius　　10　臀小肌 gluteus minimus

11　髂结节 tubercle of iliac crest

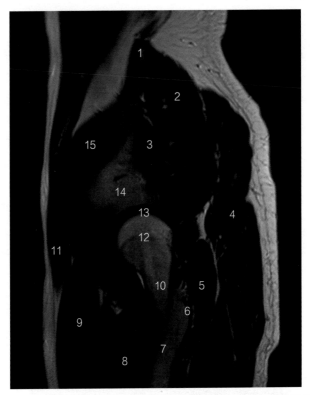

图 4-2　经股骨头股骨颈和大转子的矢状断层 MR T$_2$ 加权图像

| 1 | 髂嵴 iliac crest | 2 | 臀中肌 gluteus medius |
|---|---|---|---|
| 3 | 臀小肌 gluteus minimus | 4 | 臀大肌 gluteus maximus |
| 5 | 股方肌 quadratus femoris | 6 | 股骨大转子 greater trochanter of femur |
| 7 | 股骨干 femoral shaft | 8 | 股中间肌 vastus intermedius |
| 9 | 股直肌 rectus femoris | 10 | 股骨颈 neck of femur |
| 11 | 缝匠肌 sartorius | 12 | 股骨头 head of femur |
| 13 | 髋臼 acetabulum | 14 | 髂骨体 body of ilium |
| 15 | 髂腰肌 iliopsoas | | |

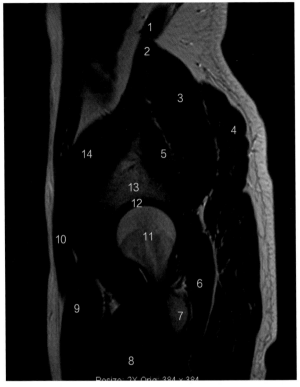

**图 4-3　经股骨头和大转子的矢状断层 MR T₂ 加权图像**

| | | | |
|---|---|---|---|
| 1 | 腰方肌 quadratus lumborum | 2 | 髂嵴 iliac crest |
| 3 | 臀中肌 gluteus medius | 4 | 臀大肌 gluteus maximus |
| 5 | 臀小肌 gluteus minimus | 6 | 股方肌 quadratus femoris |
| 7 | 股骨大转子 greater trochanter of femur | 8 | 股中间肌 vastus intermedius |
| 9 | 股直肌 rectus femoris | 10 | 缝匠肌 sartorius |
| 11 | 股骨头 head of femur | 12 | 髋臼 acetabulum |
| 13 | 髂骨体 body of ilium | 14 | 髂腰肌 iliopsoas |

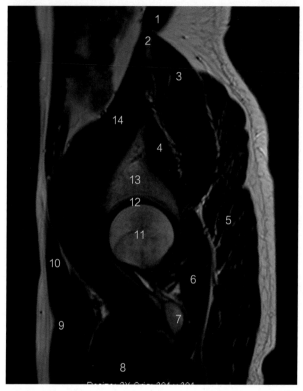

图 4-4　经髋骨体、髋关节和大转子的矢状断层 MR T$_2$ 加权图像

| | | | |
|---|---|---|---|
| 1 | 腰方肌 quadratus lumborum | 2 | 髂嵴 iliac crest |
| 3 | 臀中肌 gluteus medius | 4 | 臀小肌 gluteus minimus |
| 5 | 臀大肌 gluteus maximus | 6 | 股方肌 quadratus femoris |
| 7 | 股骨大转子 greater trochanter of femur | 8 | 大收肌 adductor magnus |
| 9 | 股直肌 rectus femoris | 10 | 缝匠肌 sartorius |
| 11 | 股骨头 head of femur | 12 | 髋臼 acetabulum |
| 13 | 髂骨体 body of ilium | 14 | 髂腰肌 iliopsoas |

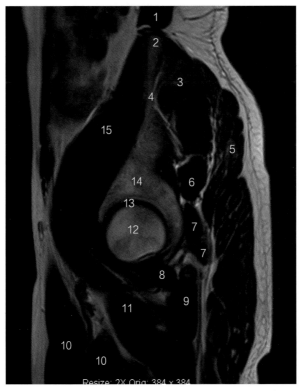

**图 4–5　经髋骨和髋关节的矢状断层 MR T$_2$ 加权图像**

| | |
|---|---|
| 1　腰方肌 quadratus lumborum | 2　髂嵴 iliac crest |
| 3　臀中肌 gluteus medius | 4　髂骨翼 ala of ilium |
| 5　臀大肌 gluteus maximus | 6　梨状肌 piriformis |
| 7　上孖肌和下孖肌 gemellus superior andgemellus inferior | |
| 8　闭孔外肌 obturator externus | 9　股方肌 quadratus femoris |
| 10　长收肌和短收肌 adductor brevis and longus | |
| 11　耻骨肌 pectintus | 12　股骨头 head of femur |
| 13　髋臼 acetabulum | 14　髂骨体 body of ilium |
| 15　髂腰肌 iliopsoas | |

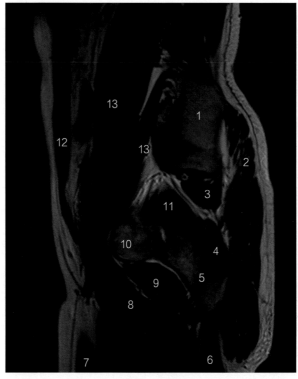

**图 4-6　经闭孔外侧份的矢状断层 MR T$_2$ 加权图像**

| | |
|---|---|
| 1　髂骨 ilium | 2　臀大肌 gluteus maximus |
| 3　梨状肌 piriformis | 4　闭孔内肌 obturator internus |
| 5　坐骨体 body of ischium | 6　半腱肌 semitendinosus |
| 7　长收肌 adductor longus | 8　耻骨肌 pectineus |
| 9　闭孔外肌 obturator externus | 10　耻骨体 body of pubis |
| 11　闭孔内肌 obturator internus | 12　腹直肌 rectus abdominis |
| 13　髂腰肌 iliopsoas | |

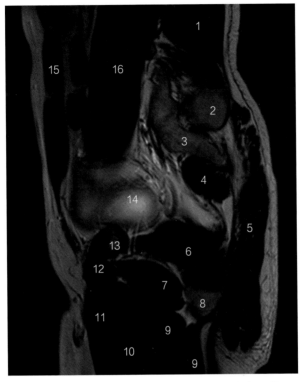

**图 4-7　经闭孔内侧份的矢状断层 MR T$_2$ 加权图像**

| | | | |
|---|---|---|---|
| 1 | 竖脊肌 erector spinae | 2 | 髂骨 ilium |
| 3 | 骶骨 sacrum | 4 | 梨状肌 piriformis |
| 5 | 臀大肌 gluteus maximus | 6 | 闭孔内肌 obturator internus |
| 7 | 闭孔外肌 obturator externus | 8 | 坐骨支 ramus of ischium |
| 9 | 大收肌 adductor magnus | 10 | 短收肌 adductor brevis |
| 11 | 长收肌 adductor longus | 12 | 耻骨肌 pectineus |
| 13 | 耻骨上支 superior ramus of pubis | 14 | 膀胱 urinary bladder |
| 15 | 腹直肌 rectus abdominis | 16 | 腰大肌 psoas major |

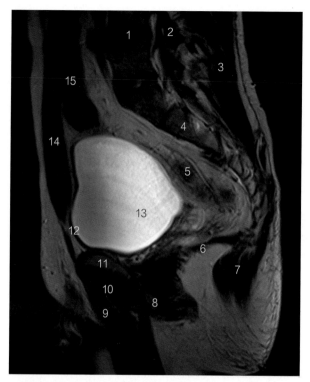

**图 4-8　经耻骨上支的矢状断层 MR T$_2$ 加权图像**

1　第 4 腰椎间盘 4th lumbar intervertebral disc

2　第 4 腰椎下关节突 inferior articular process of 4th lumbar vertebra

3　竖脊肌 erector spinae

4　第 2 骶椎椎体 2nd sacral vertebral body

| | | | |
|---|---|---|---|
| 5　直肠 rectum | | 6　肛提肌 levator ani | |
| 7　臀大肌 gluteus maximus | | 8　耻骨下支 inferior ramus of pubis | |
| 9　长收肌 adductor longus | | 10　短收肌 adductor brevis | |
| 11　耻骨上支 superior ramus of pubis | | 12　膀胱壁 bladder wall | |
| 13　膀胱 urinary bladder | | 14　腹直肌 rectus abdominis | |
| 15　乙状结肠 sigmoid colon | | | |

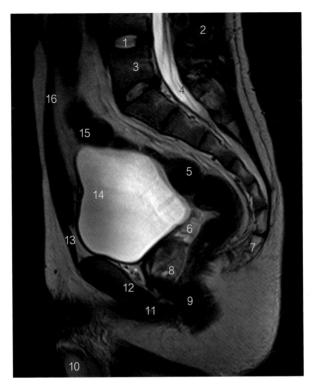

**图 4-9 经正中矢状断层 MR T₂ 加权图像**

1 第 4 腰椎间盘 4th lumbar intervertebral disc　　2 棘突 spinous process

3 第 5 腰椎椎体 5th lumbar vertebral body　　　　4 马尾 cauda equina

5 直肠 rectum　　　　　　　6 输精管壶腹 ampulla ductus deferentis

7 尾骨 coccyx　　　　　　　8 前列腺 prostate

9 肛提肌 levator ani　　　 10 睾丸 testis

11 阴茎海绵体 cavernous body of penis

12 耻骨上支 superior ramus of pubis

13 锥状肌 pyramidalis　　　 14 膀胱 urinary bladder

15 乙状结肠 sigmoid colon　　16 腹直肌 rectus abdominis

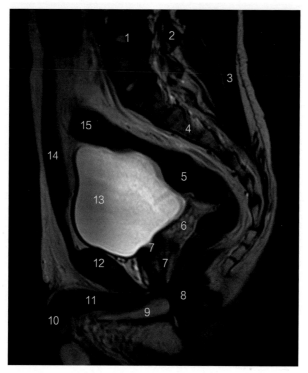

图 4-10　经尿道前列腺部的矢状断层 MR T$_2$ 加权图像

1　第 4 腰椎间盘 4th lumbar intervertebral disc

2　第 4 腰椎下关节突 inferior articular process of 4th lumbar vertebra

3　竖脊肌 erector spinae

4　第 2 骶椎椎体 2nd sacral vertebral body

5　直肠 rectum

6　精囊 seminal vesicle

7　尿道及前列腺 urethra and prostate

8　肛管 anal tube

9　尿道海绵体 cavernous body of urethra

10　阴茎 penis

11　阴茎海绵体 cavernous body of penis

12　耻骨 pubis

13　膀胱 urinary bladder

14　腹直肌 rectus abdominis

15　乙状结肠 sigmoid colon

# 第五章　男性盆部与会阴 MR 冠状断层 $T_2$ 加权图像

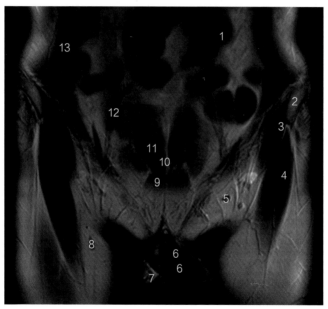

**图 5-1　经股直肌和锥状肌的冠状断层 MR $T_2$ 加权图像**

| | | |
|---|---|---|
| 1　乙状结肠 sigmoid colon | | 2　髂骨翼 ala of ilium |
| 3　髂腰肌 iliopsoas | | 4　缝匠肌 sartorius |
| 5　淋巴结 lymph node | | |
| 6　阴茎海绵体 cavernous body of penis | | 7　右睾丸 right testis |
| 8　淋巴结 lymph node | | 9　锥状肌 pyramidalis |
| 10　白线 white line | | 11　腹直肌 rectus abdominis |
| 12　精索 spermatic cord | | |
| 13　腹内斜肌 obliquus internus abdominis | | |

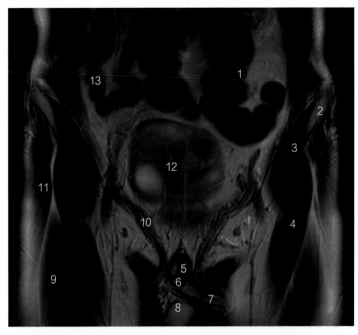

**图 5-2　经精索和阴茎的冠状断层 MR T$_2$ 加权图像**

1　乙状结肠 sigmoid colon　　　　2　髂骨翼 ala of ilium

3　髂腰肌 iliopsoas　　　　　　　4　缝匠肌 sartorius

5　阴茎海绵体 cavernous body of penis

6　尿道海绵体 cavernous body of urethra　7　阴茎 penis

8　右睾丸 right testis　　　　　　9　股直肌 rectus femoris

10　精索 spermatic cord　　　　　11　阔筋膜张肌 tensor fasciae latae

12　膀胱 urinary bladder　　　　　13　回肠 ileum

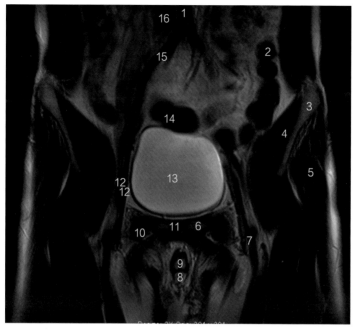

**图 5-3　经耻骨联合的冠状断层 MR T$_2$ 加权图像**

| | |
|---|---|
| 1　腹主动脉 abdominal aorta | 2　降结肠 descending colon |
| 3　髂嵴 iliac crest | 4　髂肌 iliacus |
| 5　阔筋膜张肌 tensor fasciae latae | 6　耻骨上支 superior ramus of pubis |
| 7　股动脉 femoral artery | |
| 8　尿道海绵体 cavernous body of urethra | |
| 9　阴茎海绵体 cavernous body of penis | 10　耻骨肌 pectineus |
| 11　耻骨间盘 interpubic disc | |
| 12　右髂外动、静脉 right external iliac artery andvein | |
| 13　膀胱 urinary bladder | 14　乙状结肠 sigmoid colon |
| 15　右髂总动脉 right common iliac artery | 16　下腔静脉 inferior vena cava |

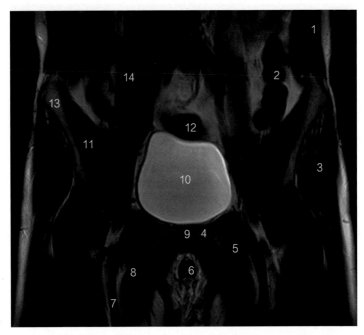

**图 5-4　经耻骨联合和耻骨上支的冠状断层 MR T$_2$ 加权图像**

1　腹外斜肌 obliquus externus abdominis　　2　降结肠 descending colon

3　臀中肌 descending colon　　4　耻骨上支 superior ramus of pubis

5　闭孔内肌 obturator internus

6　阴茎海绵体 cavernous body of penis　　7　股动脉 femoral artery

8　闭孔外肌 obturator externus　　9　耻骨间盘 interpubic disc

10　膀胱 urinary bladder　　11　髂腰肌 iliopsoas

12　乙状结肠 sigmoid colon　　13　髂骨体 body of ilium

14　腰大肌 psoas major

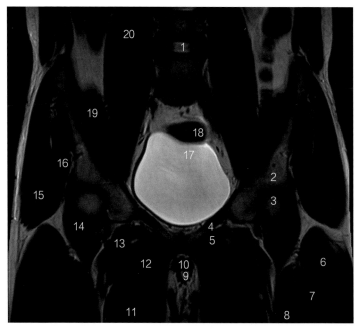

**图 5-5　经股骨头和膀胱的冠状断层 MR T₂ 加权图像**

1　第 4 腰椎间盘 4th lumbar intervertebral disc

2　髂骨体 body of ilium　　　　　3　股骨头 head of femur

4　耻骨下支 inferior ramus of pubis　5　耻骨肌 pectineus

6　股外侧肌 vastus lateralis　　　　7　股中间肌 vastus medialis

8　股内侧肌 vastus intermedius

9　尿道海绵体 cavernous body of urethra

10　阴茎海绵体 cavernous body of penis

11　长收肌 adductor longus　　　　12　短收肌 adductor brevis

13　耻骨肌 pectineus　　　　　　　14　髂腰肌 iliopsoas

15　臀中肌 gluteus medius　　　　　16　臀小肌 gluteus minimus

17　膀胱 urinary bladder　　　　　　18　乙状结肠 sigmoid colon

19　髂腰肌 iliopsoas　　　　　　　　20　腰大肌 psoas major

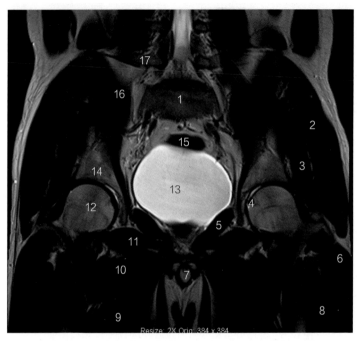

**图 5-6　经髋关节和膀胱的冠状断层 MR T$_2$加权图像**

1　第 1 骶椎椎体 1st sacral vertebral body

2　臀大肌 gluteus maximus　　　3　臀中肌 gluteus medius

4　股骨头韧带 ligament of head of femur

5　闭孔内肌 obturator internus　　6　股外侧肌 vastus lateralis

7　尿道球 bulb of urethra　　　8　股中间肌 vastus medialis

9　长收肌 adductor longus　　　10　耻骨肌 pectineal

11　闭孔外肌 obturator externus　12　股骨头 head of femur

13　膀胱 urinary bladder　　　14　髂骨体 ala of ilium

15　直肠 rectum　　　　　　16　髂肌 iliacus

17　第 5 腰椎横突 transverse process of 5th lumbar vertebra

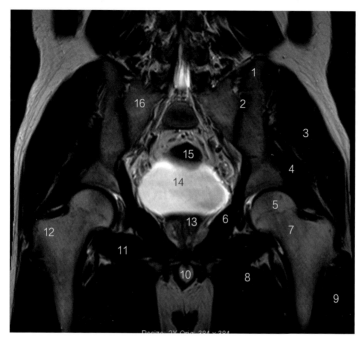

**图 5-7　经髋关节和前列腺的冠状断层 MR T$_2$ 加权图像**

| 1　髂骨翼 ala of ilium | 2　骶髂关节 sacroiliac joint |
|---|---|
| 3　臀中肌 gluteus medius | 4　臀小肌 gluteus minimus |
| 5　股骨头 head of femur | 6　闭孔内肌 obturator internus |
| 7　股骨颈 neck of femur | 8　耻骨肌 pectineus |
| 9　股外侧肌 vastus lateralis | 10　尿道球 bulb of urethra |
| 11　闭孔外肌 obturator externus | |
| 12　股骨大转子 greater trochanter of femur | |
| 13　前列腺 prostate | 14　膀胱 urinary bladder |
| 15　直肠 rectum | 16　骶椎 sacral vertebrae |

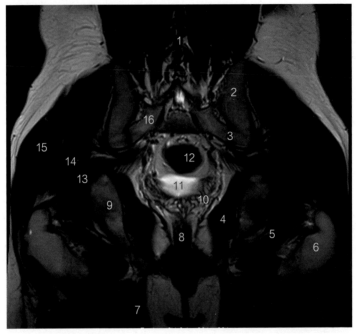

**图 5-8　经股骨大转子和精囊的冠状断层 MR T$_2$ 加权图像**

| | |
|---|---|
| 1　棘突 spinous process | 2　髂骨翼 ala of ilium |
| 3　骶髂关节 sacroiliac joint | 4　闭孔内肌 obturator internus |
| 5　股方肌 quadratus femoris | |
| 6　股骨大转子 greater trochanter of femur | 7　大收肌 adductor magnus |
| 8　直肠 rectum | 9　坐骨体 body of ischium |
| 10　精囊 seminal vesicle | 11　膀胱 urinary bladder |
| 12　直肠壶腹 ampulla of rectum | 13　臀小肌 gluteus minimus |
| 14　臀中肌 gluteus medius | 15　臀大肌 gluteus maximus |
| 16　骶椎 sacral vertebrae | |

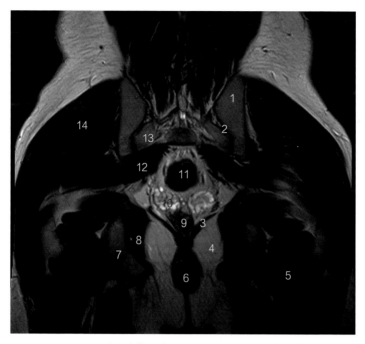

**图 5-9　经骶髂关节和直肠的冠状断层 MR T₂ 加权图像**

| 1 | 髂骨翼 ala of ilium | 2 | 骶髂关节 sacroiliac joint |
|---|---|---|---|
| 3 | 肛提肌 levator ani | 4 | 坐骨肛门窝 ischioanal fossa |
| 5 | 股方肌 quadratus femoris | 6 | 肛门 anus |
| 7 | 坐骨支 ramus of ischium | 8 | 闭孔内肌 obturator internus |
| 9 | 直肠 rectum | 10 | 精囊 seminal vesicle |
| 11 | 直肠 rectum | 12 | 梨状肌 piriformis |
| 13 | 骶椎 sacral vertebrae | 14 | 臀大肌 gluteus maximus |

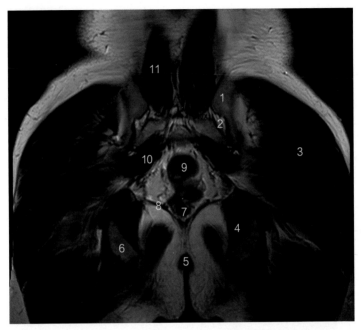

**图 5-10　经坐骨结节和直肠的冠状断层 MR T$_2$ 加权图像**

| | |
|---|---|
| 1　髂骨翼 ala of ilium | 2　骶髂关节 sacroiliac joint |
| 3　臀大肌 gluteus maximus | 4　闭孔内肌 obturator internus |
| 5　肛门 anus | 6　坐骨结节 ischial tuberosity |
| 7　直肠 rectum | 8　肛提肌 levator ani |
| 9　直肠 rectum | 10　梨状肌 piriformis |
| 11　竖脊肌 erector spinae | |

# 第六章 女性盆部与会阴 MR 横断层 T₂ 加权图像

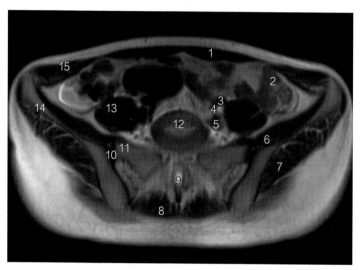

**图 6-1 经第 5 腰椎间盘的横断层 MR T₂ 加权图像**

1 腹直肌 rectus abdominis

2 乙状结肠 sigmoid colon

3 左髂外动脉 left external iliac artery

4 左髂内动脉 left internal iliac artery

5 左髂总静脉 left common iliac vein

6 髂肌 iliacus

7 臀大肌 gluteus maximus

8 竖脊肌 erector spinae

9 骶管 sacral canal

10 骶髂关节 sacroiliac joint

11 第 1 骶椎椎体 1st sacral vertebral body

12 第 5 腰椎间盘 5th lumbar intervertebral disc

13 腰大肌 psoas major

14 髂骨翼 ala of ilium

15 腹外斜肌 obliquus externus abdominis

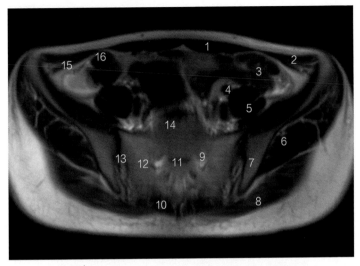

**图 6-2  经第 1 骶椎的横断层 MR T$_2$ 加权图像**

1　腹直肌 rectus abdominis　　　　2　腹外斜肌 obliquus externus abdominis

3　乙状结肠 sigmoid colon　　　　4　左髂外动脉 left external iliac artery

5　腰大肌 psoas major　　　　　　6　臀中肌 gluteaus medius

7　髂骨翼 ala of ilium　　　　　　8　臀大肌 gluteus maximus

9　第 1 骶神经 1st sacral nerve　　　10　竖脊肌 erector spinae

11　第 1 骶椎间盘 1st sacral intervertebral disc

12　骶骨翼 sacrum　　　　　　　　13　骶髂关节 sacroiliac joint

14　第 1 骶椎椎体 1st sacral vertebral body

15　腹横肌 transversus abdominis　　16　盲肠 cecum

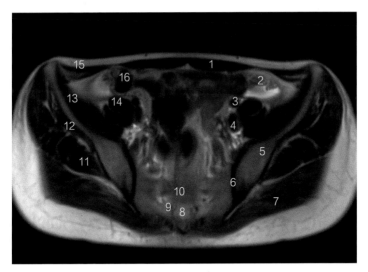

**图 6-3　经第 2 骶椎的横断层 MR T₂ 加权图像**

| | |
|---|---|
| 1　腹直肌 rectus abdominis | 2　乙状结肠 sigmoid colon |
| 3　左侧髂外动脉 left external iliac artery | |
| 4　左侧髂内动脉 left internal iliac artery | 5　髂骨翼 ala of ilium |
| 6　骶髂关节 sacroiliac joint | 7　臀大肌 gluteus maximus |
| 8　骶管 sacral canal | 9　第 3 骶神经 3rd sacral nerve |
| 10　第 2 骶椎椎体 2nd sacral vertebral body | 11　臀中肌 gluteus medius |
| 12　臀小肌 gluteus minimus | 13　髂肌 iliacus |
| 14　腰大肌 psoas major | |
| 15　腹外斜肌 obliquus externus abdominis | 16　盲肠 cecum |

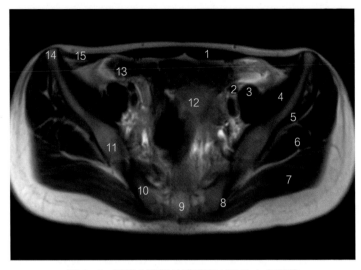

**图 6-4　经第 3 骶椎的横断层 MR T$_2$ 加权图像**

1　腹直肌 rectus abdominis

2　左髂外动脉 left external iliac artery

3　腰大肌 psoas major　　　　4　髂肌 iliacus

5　臀小肌 gluteus minimus　　6　臀中肌 gluteus medius

7　臀大肌 gluteus maximus　　8　骶髂关节 sacroiliac joint

9　骶管 sacral canal

10　第 3 骶椎椎体 3rd sacral vertebral body

11　髂骨翼 ala of ilium　　　12　子宫底 fundus of uterus

13　盲肠 cecum　　　　　　　14　髂前上棘 anterior superior spine

15　腹外斜肌 obliquus externus abdominis

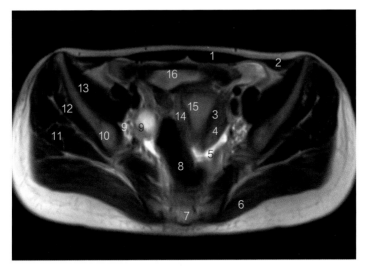

**图 6-5 经第 4 骶椎的横断层 MR T₂ 加权图像**

1　腹直肌 rectus abdominis　　　2　髂外斜肌 obliquus externus abdominis

3　子宫结合带 uterine junction zone　　4　子宫体 body of uterus

5　直肠子宫陷凹 rectouterine fossa　　6　臀大肌 gluteus maximus

7　第 4 骶椎椎体 4th sacral vertebral body

8　乙状结肠 sigmoid colon　　　9　卵泡及卵巢 follicle and ovary

10　髂骨翼 ala of ilium　　　11　臀中肌 gluteus medius

12　臀小肌 gluteus minimus　　　13　髂腰肌 iliopsoas

14　子宫肌层 myometrium of uterus　　15　子宫内膜 endometrium of uterus

16　膀胱 urinary bladder

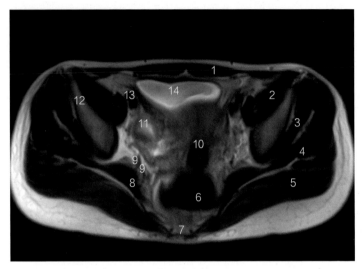

**图 6-6　经第 5 骶椎的横断层 MR T$_2$ 加权图像**

1　腹直肌 rectus abdominis

2　髂腰肌 iliopsoas

3　臀小肌 gluteus minimus

4　臀中肌 gluteus medius

5　臀大肌 gluteus maximus

6　直肠 rectum

7　第 5 骶椎椎体 5th sacral vertebral body

8　梨状肌 piriformis

9　臀下动脉、坐骨神经 inferior gluteal artery and sciatic nerve

10　子宫体 body of uterus

11　卵巢 ovary

12　髂骨翼 ala of ilium

13　髂外动脉 external iliac artery

14　膀胱 urinary bladder

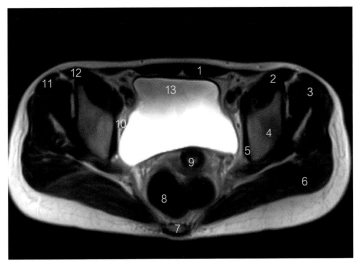

图 6-7　经尾骨的横断层 MR T₂ 加权图像

| | |
|---|---|
| 1　腹直肌 rectus abdominis | 2　髂腰肌 iliopsoas |
| 3　臀中肌 gluteus medius | 4　髂骨体 body of ilium |
| 5　闭孔内肌 obturator internus | 6　臀大肌 gluteus maximus |
| 7　尾骨 coccyx | 8　直肠 rectum |
| 9　子宫颈 neck of uterus | 10　闭孔动脉 obturator artery |
| 11　阔筋膜张肌 tensor fasciae latae | 12　缝匠肌 sartorius |
| 13　膀胱 urinary bladder | |

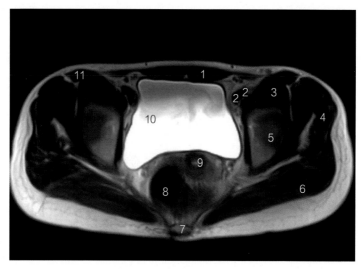

**图 6-8 经尾骨和髋臼顶端的横断层 MR T$_2$ 加权图像**

| 1 腹直肌 rectus abdominis | 2 左髂外动、静脉 left iliac artery and vein |
|---|---|
| 3 髂腰肌 iliopsoas | 4 臀中肌 gluteus medius |
| 5 髋臼 acetabulum | 6 臀大肌 gluteus maximus |
| 7 尾骨 coccyx | 8 直肠 rectum |
| 9 子宫颈 neck of uterus | 10 膀胱 urinary bladder |
| 11 缝匠肌 sartorius | |

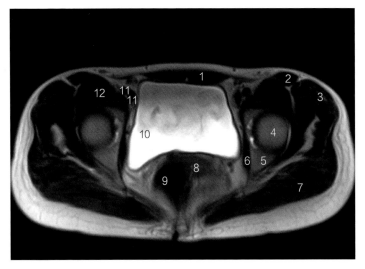

**图 6-9 经髋关节上份的横断层 MR T₂ 加权图像**

| | | | |
|---|---|---|---|
| 1 | 腹直肌 rectus abdominis | 2 | 缝匠肌 sartorius |
| 3 | 阔筋膜张肌 tensor fasciae latae | 4 | 股骨头 head of femur |
| 5 | 坐骨体 body of ischium | 6 | 闭孔内肌 internal obturator |
| 7 | 臀大肌 gluteus maximus | 8 | 阴道 vagina |
| 9 | 直肠 rectum | 10 | 膀胱 urinary bladder |

11 左髂外动、静脉 left external iliac artery and vein

12 髂腰肌 iliopsoas

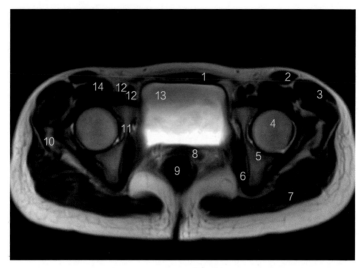

图 6-10　经髋关节中份的横断层 MR T$_2$ 加权图像

1　腹直肌 rectus abdominis　　　　　　2　缝匠肌 sartorius muscle

3　阔筋膜张肌 tensor fasciae latae　　　4　股骨头 head of femur

5　坐骨体 body of ischium　　　　　　6　闭孔内肌 internal obturator

7　臀大肌 gluteus maximus　　　　　　8　阴道 vagina

9　直肠 rectum

10　股骨大转子 greater trochanter of femur

11　髋臼 acetabulum

12　右髂外动、静脉 external iliac artery and vein

13　膀胱 urinary bladder　　　　　　　14　髂腰肌 iliopsoas

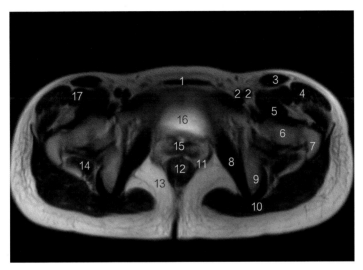

**图 6-11　经髋关节下份的横断层 MR T$_2$ 加权图像**

1　腹直肌 rectus abdominis

2　股动、静脉 femoral artery and vein

3　缝匠肌 sartorius　　　　　4　阔筋膜张肌 tensor fasciae latae

5　髂腰肌 iliopsoas　　　　　6　股骨颈 neck of femur

7　股骨大转子 greater trochanter of femur

8　闭孔内肌 obturator internus　　9　坐骨结节 ischial tuberosity

10　臀大肌 gluteus maximus　　11　肛提肌 levator ani

12　直肠 rectum　　　　　　　13　坐骨肛门窝 ischioanal fossa

14　股方肌 quadratus femoris　　15　阴道 vagina

16　膀胱 urinary bladder　　　17　股直肌 rectus femoris

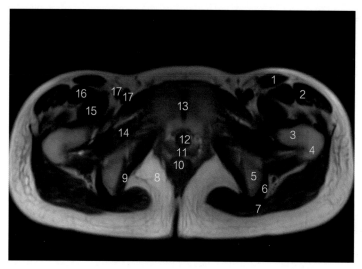

**图 6-12　经耻骨联合上份的横断层 MR T$_2$ 加权图像**

1　缝匠肌 sartorius　　　　　　　2　阔筋膜张肌 tensor fasciae latae

3　股骨颈 neck of femur　　　　　4　股骨大转子 greater trochanter of femur

5　坐骨结节 ischial tuberosity

6　股后群肌腱 tendon of posterior muscles of thigh

7　臀大肌 gluteus maximus　　　　8　坐骨肛门窝 ischioanal fossa

9　闭孔内肌 obturator internus　　10　直肠 rectum

11　阴道 vagina　　　　　　　　　12　女性尿道 female urethra

13　耻骨联合 pubic symphysis　　　14　闭孔外肌 obturator externus

15　髂腰肌 iliopsoas　　　　　　　16　股直肌 rectus femoris

17　右股动、静脉 right femoral artery and vein

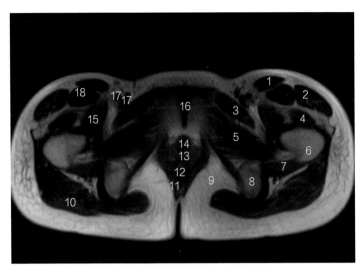

**图 6-13　经耻骨联合下份的横断层 MR T$_2$ 加权图像**

1　缝匠肌 sartorius

2　阔筋膜张肌 tensor fasciae latae

3　耻骨肌 pectineus

4　股外侧肌 vastus lateralis

5　闭孔外肌 obturator externus

6　股骨大转子 greater trochanter of femur

7　股方肌 quadratus femoris

8　坐骨结节 ischial tuberosity

9　坐骨肛门窝 ischioanal fossa

10　臀大肌 gluteus maximus

11　肛提肌 levator ani

12　肛管 anal canal

13　阴道 vagina

14　尿道 urethra

15　髂腰肌 iliopsoas

16　耻骨联合 pubic symphysis

17　股动、静脉 femoral artery and vein

18　股直肌 rectus femoris

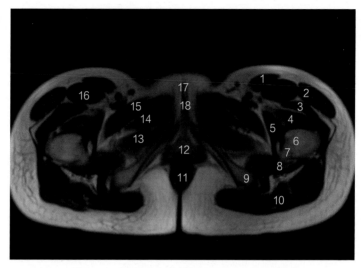

图 6-14　经耻骨弓的横断层 MR $T_2$ 加权图像

| | |
|---|---|
| 1　缝匠肌 sartorius | 2　阔筋膜张肌 tensor fasciae latae |
| 3　股外侧肌 vastus lateralis | 4　股中间肌 vastus intermedius |
| 5　髂腰肌 iliopsoas | 6　股骨 femur |
| 7　股骨小转子 lesser trochanter of femur | 8　股方肌 quadratus femoris |
| 9　坐骨支 ramus of ischium | 10　臀大肌 gluteus maximus |
| 11　肛门 anus | 12　阴道 vagina |
| 13　闭孔外肌 obturator externus | 14　短收肌 adductor brevis |
| 15　耻骨肌 pectineus | 16　股直肌 rectus femoris |
| 17　阴蒂体 body of clitoris | 18　尿道 urethra |

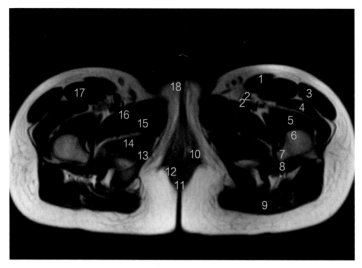

图 6-15　经大阴唇的横断层 MR T<sub>2</sub> 加权图像

1　缝匠肌 sartorius

2　股动、静脉 femoral artery and vein

3　阔筋膜张肌 tensor fasciae latae　　　4　股外侧肌 vastus lateralis

5　股中间肌 vastus intermedius　　　6　股骨 femur

7　股骨小转子 lesser trochanter of femur　8　股方肌 quadratus femoris

9　臀大肌 gluteus maximus　　　10　前庭球 bulb of vestibule

11　肛门 anus

12　肛门外括约肌 sphineter ani externus　13　坐骨支 ramus of ischium

14　大收肌 adductor magus　　　15　短收肌 adductor brevis

16　长收肌 adductor longu　　　17　股直肌 rectus femoris

18　大阴唇 greater lip of pudendum

# 第七章　女性盆部与会阴 MR 矢状断层 T₂ 加权图像

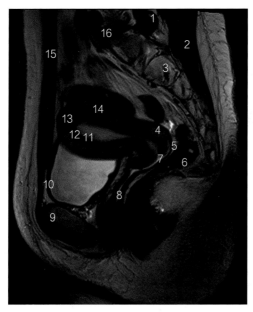

图 7-1　经子宫腔、阴道和耻骨的矢状断层 MR T₂ 加权图像

1　棘突 spinous process

2　竖脊肌 erector spinae

3　第 2 骶椎椎体 2nd sacral vertebral body

4　子宫颈 neck of uterus

5　阴道后穹隆 posterior vaginal fornix

6　直肠 rectum

7　宫颈外口 external orifice of the cervix uteri

8　阴道 vagina

9　耻骨 pubis

10　膀胱壁 bladder wall

11　子宫内膜 endometrium of uterus

12　子宫结合带 uterine junction zone

13　子宫底 fundus of uterus

14　子宫体 body of uterus

15　腹直肌 rectus abdominis

16　第 5 腰椎间盘 5th lumber intervertebral disc

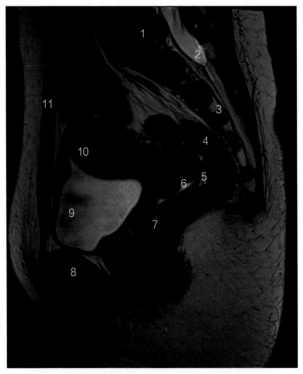

**图 7-2 经阴道和直肠的矢状断层 MR T$_2$ 加权图像**

1 第 5 腰椎间盘 5th lumber intervertebral disc

2 脑脊液 cerebrospinal fluid

3 第 3 骶椎椎体 3rd sacral vertebral body

4 直肠 rectum                  5 子宫直肠陷凹 rectouterine fossa

6 宫颈外口 external orifice of the cervix uteri

7 阴道 vagina                  8 耻骨 pubis

9 膀胱 urinary bladder           10 子宫体 body of uterus

11 腹直肌 rectus abdominis

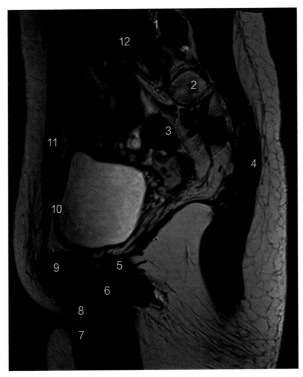

**图 7-3　经闭孔内侧份的矢状断层 MR T₂ 加权图像**

1　椎间孔 foramen intervertebrale

2　第 2 骶椎椎体 2nd sacral vertebral body

3　直肠 rectum

4　臀大肌 gluteus maximus

5　闭孔内肌 obturator internus

6　闭孔外肌 obturator externus

7　股直肌 rectus femoris

8　股内侧肌 vastus medial

9　耻骨 pubis

10　膀胱壁 bladder wall

11　腹直肌 rectus abdominis

12　第 5 腰椎间盘 5th lumber intervertebral disc

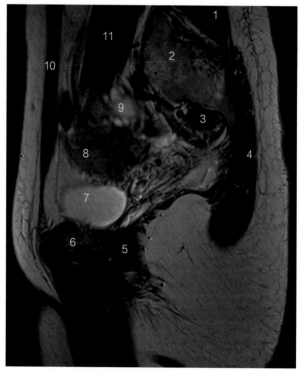

**图 7-4　经闭孔外侧份的矢状断层 MR T$_2$ 加权图像**

| 1 | 竖脊肌 erector spinae | 2 | 骶骨 sacrum |
|---|---|---|---|
| 3 | 梨状肌 piriformis | 4 | 臀大肌 gluteus maximus |
| 5 | 闭孔内肌 obturator internus | 6 | 耻骨 pubis |
| 7 | 膀胱 urinaty bladder | 8 | 子宫体 body of uterus |
| 9 | 卵泡 follicle | 10 | 腹直肌 rectus abdominis |
| 11 | 髂腰肌 iliopsoas | | |

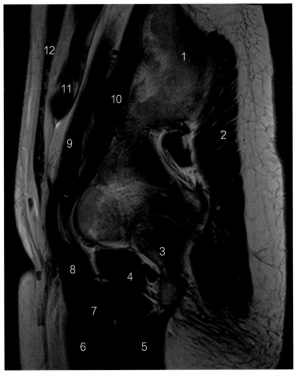

**图 7-5　经髋胺肌的矢状断层 MR T$_2$ 加权图像**

| | | | |
|---|---|---|---|
| 1 | 髂骨 ilium | 2 | 臀大肌 gluteus maximus |
| 3 | 坐骨体 body of ischium | 4 | 闭孔内肌 obturator internus |
| 5 | 内收肌群 adductors | 6 | 股直肌 rectus femoris |
| 7 | 股内侧肌 vastus medialis | 8 | 髂腰肌 iliopsoas |
| 9 | 腰大肌 psoas major | 10 | 髂肌 iliacus |
| 11 | 结肠 colon | 12 | 腹直肌 rectus abdominis |

# 第八章　女性盆部与会阴 MR 冠状断层 T₂ 加权图像

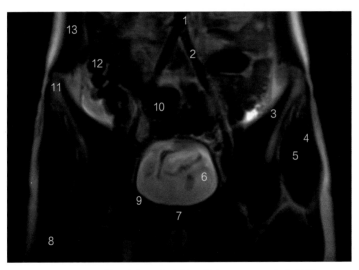

**图 8-1　经耻骨联合和膀胱的冠状断层 MR T₂ 加权图像**

| 1 | 腹主动脉 abdominal aorta | 2 | 左髂总动脉 left common iliac artery |
|---|---|---|---|
| 3 | 髂肌 iliacus | 4 | 臀中肌 gluteus medius |
| 5 | 臀小肌 gluteus minimus | 6 | 膀胱 urinary bladder |
| 7 | 耻骨联合 pubic symphysis | 8 | 阔筋膜张肌 tensor fasciae latae |
| 9 | 耻骨支 pubic ramus | 10 | 乙状结肠 sigmoid colon |
| 11 | 髂骨翼 iliac ala | 12 | 升结肠 ascending colon |
| 13 | 腹外斜肌 obliquus externus abdominis | | |

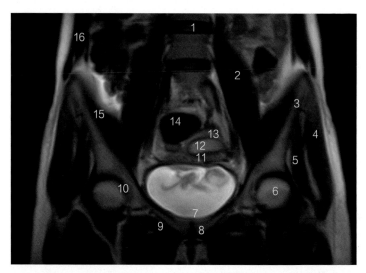

**图 8-2 经髋关节前份和子宫的冠状断层 MR T₂ 加权图像**

1  第 3 腰椎间盘 3th lumber intervertebral disc

2  腰大肌 psoas major

3  髂嵴 crisla iliaca

4  臀中肌 gluteus medius

5  臀小肌 gluteus minimus

6  股骨头 head of femur

7  膀胱 urinary bladder

8  耻骨 pubis

9  闭孔外肌 obturator externus

10  髋臼 acelabulum

11  子宫结合带 uterine junction zone

12  子宫内膜 endometrium of uterus

13  子宫肌层 mesometrium of uterus

14  乙状结肠 sigmoid colon

15  髂肌 iliacus

16  腹外斜肌 obliquus externus abdominis

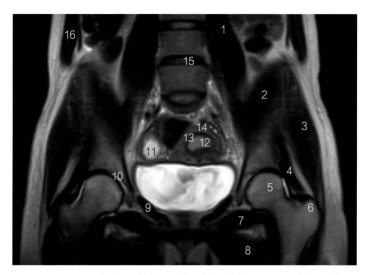

**图 8-3 经子宫腔、膀胱和股骨颈的冠状断层 MR T$_2$ 加权图像**

1 腰大肌 psoas major

2 髂肌 iliacus

3 臀中肌 gluteus medius

4 臀小肌 gluteus minimus

5 股骨头 head of femur

6 股骨大转子 greater trochanter of femur

7 闭孔外肌 obturator externus

8 大收肌 adductor magnus

9 闭孔内肌 obturator internus

10 髋臼 acetabulum

11 卵泡 follicle

12 子宫内膜 endometrium of uterus

13 子宫结合带 uterine junction zone

14 子宫肌层 mesometrium of uterus

15 第 4 腰椎间盘 4th lumber intervertebral disc

16 腹外斜肌 obliquus externus abdominis

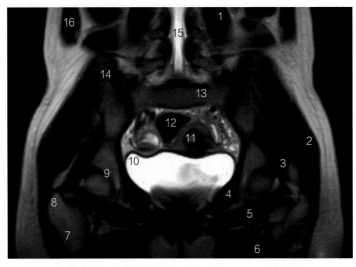

**图 8-4　经闭孔和膀胱的冠状断层 MR T₂ 加权图像**

| | |
|---|---|
| 1 腰大肌 psoas major | 2 臀中肌 gluteus medius |
| 3 臀小肌 gluteus minimus | 4 闭孔内肌 obturator internus |
| 5 闭孔外肌 obturator externus | 6 大收肌 adductor magnus |
| 7 股骨干 femoral shaft | |
| 8 股骨大转子 greater trochanter of femur | 9 髋臼 acetabulum |
| 10 膀胱 urinary bladder | 11 子宫 uterus |
| 12 直肠 rectum | |
| 13 第 1 骶椎椎体 1st sacral vertebral body | 14 髂骨翼 ala of ilium |
| 15 脑脊液 cerebrospinal fluid | |
| 16 腹外斜肌 obliquus externus abdominis | |

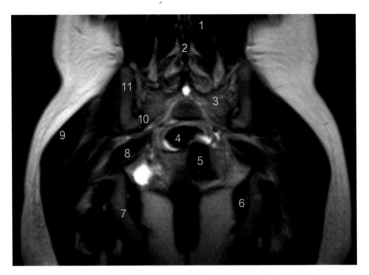

**图 8-5　经坐骨结节的冠状断层 MR T$_2$ 加权图像**

| | |
|---|---|
| 1　竖脊肌 erector spinae | 2　棘突 spinous process |
| 3　骶骨 sacrum | 4　直肠 rectum |
| 5　子宫 uterus | 6　闭孔内肌 obturator internus |
| 7　坐骨 ischium | 8　梨状肌 piriformis |
| 9　臀大肌 gluteus maximus | 10　骶髂关节 sacroiliac joint |
| 11　髂骨 ilium | |

# 第九章　男性盆部超声图像

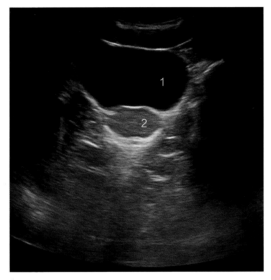

**图 9-1　经膀胱和前列腺的超声图像**

1　膀胱 urinary bladder  2　前列腺 prostate

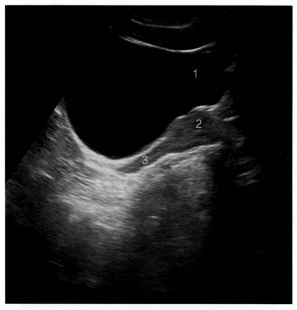

**图 9-2　经膀胱和前列腺的超声图像**

1　膀胱 urinary bladder　　　2　前列腺 prostate　　　3　精囊 seminal vescle

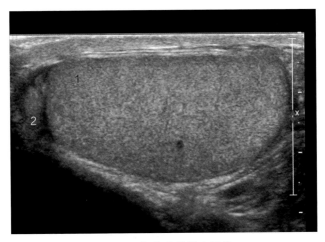

**图 9-3　经睾丸的超声图像**

1　睾丸 testicle　　　　　　　2　附睾 epididymis

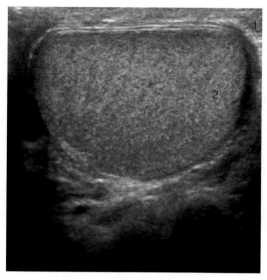

**图 9-4　经睾丸的超声图像**

1　阴囊壁 scrotal wall　　　　　2　睾丸 testicle

# 第十章　女性盆部超声图像

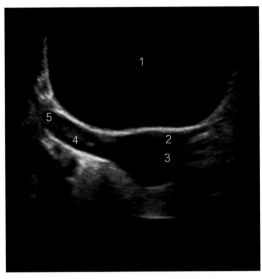

**图 10-1　经卵巢和子宫的超声图像**

1　膀胱 urinary bladder          2　子宫 uterus

3　子宫内膜 endometrium          4　右侧卵巢 right ovary

5　卵泡 follicle

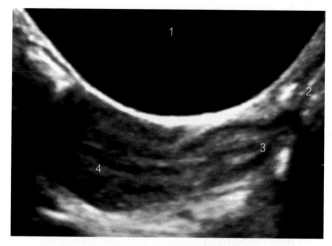

图 10-2　经子宫体的超声图像

1　膀胱 urinary bladder　　　　　　2　阴道 vagina
3　宫颈 cervix　　　　　　　　　　4　子宫体 body of uterus

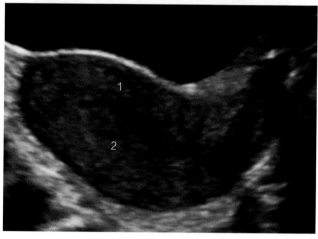

图 10-3　经子宫体的超声图像

1　子宫前壁 anterior wall of uterus　　2　子宫后壁 posterior wall of uterus

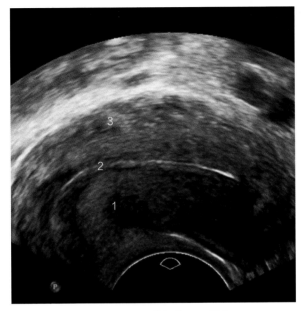

**图 10-4　经阴道超声显示子宫**

1　子宫前壁 anterior wall of uterus　　　　2　子宫内膜 endometrium

3　子宫后壁 posterior wall of uterus

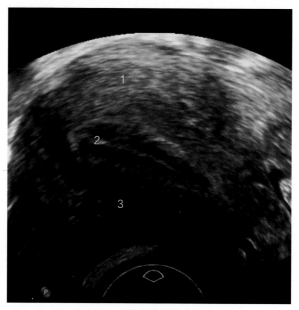

图 10-5　经子宫腔的超声图像

1　子宫前壁 anterior wall of uterus　　　2　宫腔 uterine cavity
3　子宫后壁 posterior wall of uterus

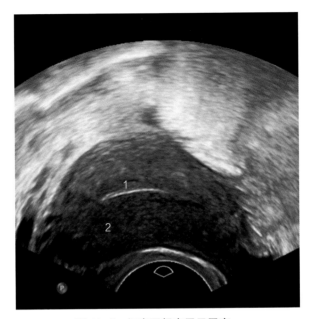

**图 10-6　经直肠超声显示子宫**

1　子宫 uterus　　　　2　子宫内膜 endometrium

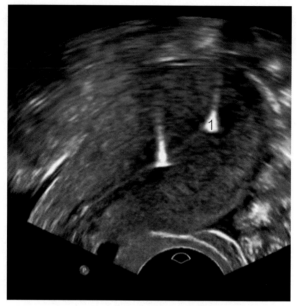

**图 10-7　宫内有节育器的子宫超声图像**

1　宫内节育器 IUD intrauterine device

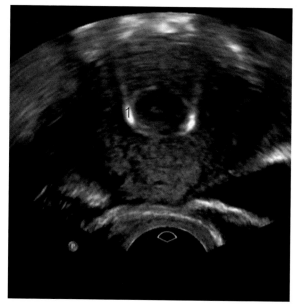

**图 10-8 宫内有节育器的子宫超声图像**

1 宫内节育器 IUD intrauterine device

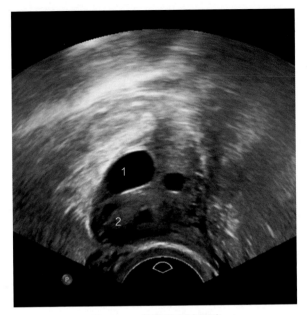

**图 10-9　卵泡的超声图像**

1　卵巢 ovary　　　　　2　卵泡 follicle

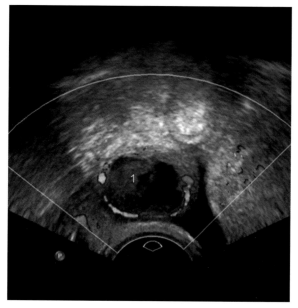

**图 10-10　黄体的超声图像**

1　黄体 corpus luteum

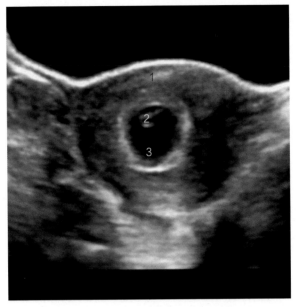

**图 10-11 早孕卵黄囊的超声图像**

1 孕囊 gestational sac　　2 卵黄囊 yolk sac　　3 子宫肌层 myometrium

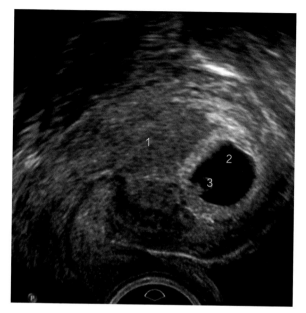

**图 10-12　孕囊的超声图像**

1　子宫内膜 endometrium　　2　孕囊 gestational sac　　3　卵黄囊 yolk sac

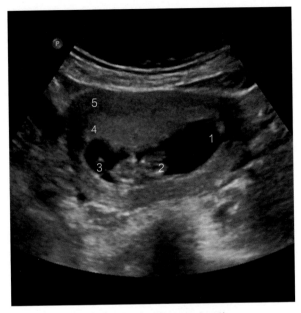

图 10-13　孕早期的超声图像

1　胚外体腔 exocoelom
2　胚芽 embryo
3　卵黄囊 yolk sac
4　胎盘 placenta
5　子宫肌层 myometrium

# 推荐阅读文献

1. 刘树伟 . 人体断层解剖学 . 北京 : 高等教育出版社 , 2006.

2. 刘树伟 . 人体断层解剖学 . 北京 : 人民军医出版社 , 2006.

3. 刘树伟 . 人体断层解剖学图谱 . 济南 : 山东科学技术出版社 , 2003.

4. 刘树伟 . 断层解剖学 . 北京 : 人民卫生出版社 , 1998.

5. 刘树伟 . 断层解剖学 . 第 3 版 . 北京 : 高等教育出版社 , 2017.

6. Federle MP, Rosado-de-Christenson ML, Woodward PJ, et al. Diagnostic and Surgical Imaging Anatomy: Chest, Abdomen, Pelvis. Salt Lske City: Amirsys Publishing, Inc., 2007.

7. Grainger & Allison's Diagnostic Radiology. fifth edition. Churchill Livingstone, 2007.

8. Haaga JR, Lanzieri CF, Gilkeson RC. CT and MR Imaging of the whole Body. St.Louis:Mosby,2003

9. Martin S, Rodrigues G, Patil N, Bauman G, et al. A multiphase validation of atlas-based automatic and semiautomatic segmentation strategies for prostate MRI. Int J Radiat Oncol Biol Phys, 2013, 85(1): 95-100.

10. Pope TL and Loehr S. Atlas of musculoskeletal imaging, New York: Thieme, 2000.

11. Standring S. Gray's Anatamy. 41th edition. Edinburgh: Churchill Livingstone, 2006.

12. Torigian DA, Hammell MK. Netter's Correlative Imaging Abdominal & Pelvic Anatomy. Philadelphia: Elsevier Saunders, 2013.